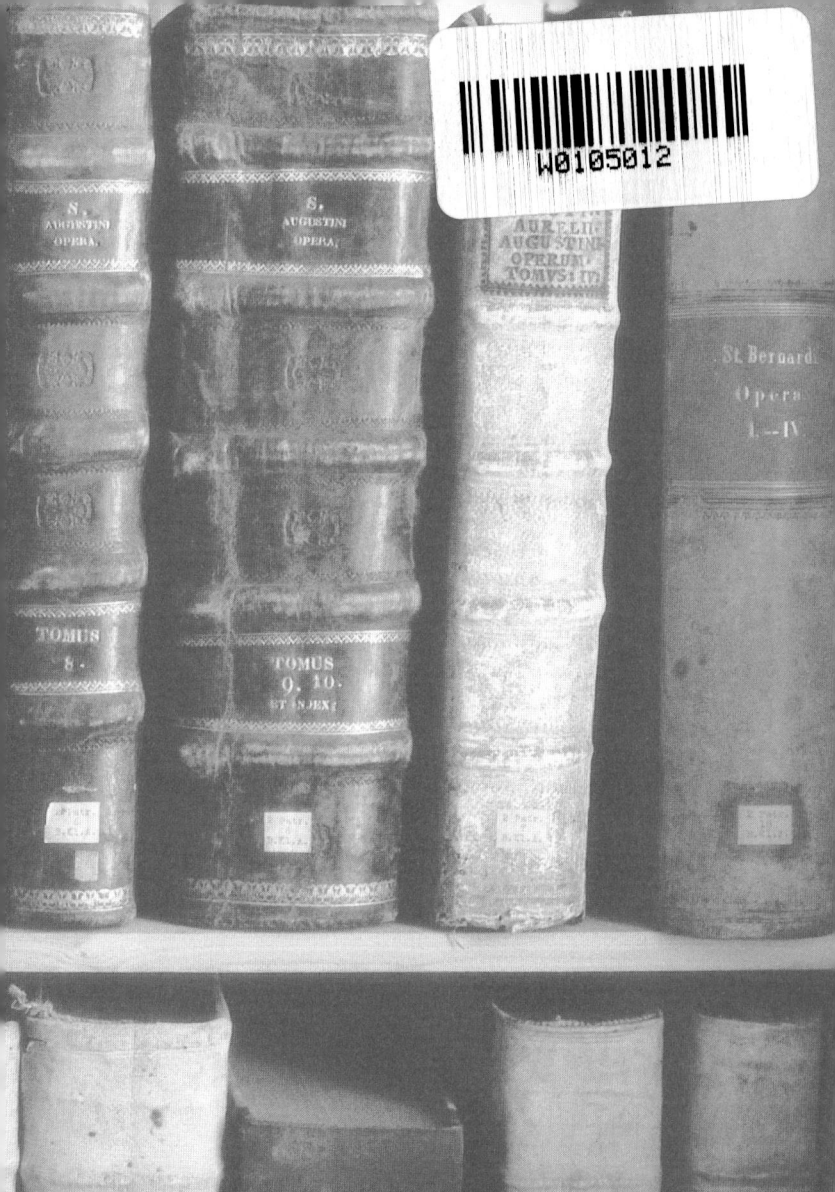

Die Heilkunst der Mönche

In dem vorliegenden Buch wird der Begriff »Mönche« in traditioneller Form verwendet; er schließt immer auch die Frauengemeinschaften mit ein. Aus pragmatischen Gründen verwenden wir diese Bezeichnung auch für Ordensleute, die streng genommen kein monastisches Leben im Sinne der *stabilitas loci* führen, wie etwa Franziskaner (Minderbrüder), Augustiner (Chorherren) und Mitglieder anderer Gemeinschaften.

BIBLIOTHEK DER MÖNCHE
Herausgegeben von Peter Seewald

Lucia Glahn
Die Heilkunst der Mönche

HEYNE

Wir danken insbesondere den Franziskanerinnen von Oberzell und des Heilbades Krumbad für die freundliche Unterstützung.

2. Auflage 2003

Copyright © 2003
by Ullstein Heyne List GmbH & Co. KG, München
Der Wilhelm Heyne Verlag ist ein Verlag der
Ullstein Heyne List GmbH & Co. KG.

Konzeption: Peter Seewald
Fachliche Beratung: Pater Beda Sonnenberg OSB,
Abtei Plankstetten
Lektorat: Johann Lankes
Umschlagkonzept und -gestaltung: Hauptmann &
Kampa Werbeagentur, München – Zürich
Umschlagillustration: Getty Images /
Jack Dykinga, München
Vor- und Nachsatz: Hans-Günther Kaufmann
Gestaltung und Satz: a. visus, München
Druck: Offizin Andersen Nexö, Leipzig
Printed in Germany
ISBN 3-453-86932-X

Inhalt

Vorwort /8

Willkommen im Kloster /12

»Machen Sie erst einmal Pause!«

AUFTAKT
Das Geheimnis der Mönche /22

Eine kurze Geschichte der Heilkunst aus den Klöstern

LEKTION I
Die beste Vorsorge: Ganzheitliche Lebensführung /44

Was Sie grundsätzlich über Krankheit und Gesundheit wissen sollten

LEKTION II
Vom Leib und von der Seele /58

Und wie Sie beides in Einklang bringen können

LEKTION III

Vom Maß und von der Mitte /76

Wie Sie wieder ins Gleichgewicht kommen und zu einem ausgeglichenen Leben finden können

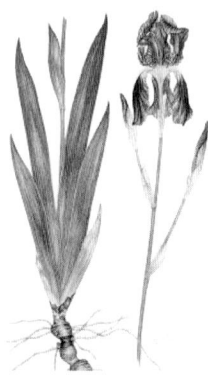

LEKTION IV

Arzneien aus dem Klostergarten /88

Welche Heilpflanzen Sie wann und wie verwenden können

LEKTION V

Richtig essen und trinken /120

Wie Sie sich ausgewogen und gesund ernähren und was Sie von der klösterlichen Tischkultur lernen können

LEKTION VI

Richtig fasten /136

Wie Sie Körper und Geist reinigen und neue Kraft bekommen können

LEKTION VII

Richtig arbeiten und entspannen /148

Wie Sie es schaffen, von Arbeit und Problemen nicht überwältigt zu werden und Ruhe zu finden

Lektion VIII
Richtig wachen und schlafen /158

> Wie Sie ein besseres Verhältnis zu
> Tag und Nacht bekommen und dadurch
> gelassener und stärker werden

Lektion IX
Richtig einsam und gemeinsam /172

> Wie Sie besser miteinander umgehen und auch
> zu sich selbst finden können

Lektion X
Gott heilt mit /184

> Warum Sie die Hilfe von »oben« in Anspruch
> nehmen sollten und was Sie damit anfangen
> können

Anhang

Ausgewählte Kloster-Tipps /207

Bibliografie /214

Kleines Abc der Mönche: Begriffe aus dem
Ordensleben /219

Bildnachweis /223

Vorwort

»Nach kurzer Zeit spürte ich die beruhigende Kraft ihrer Rituale.«

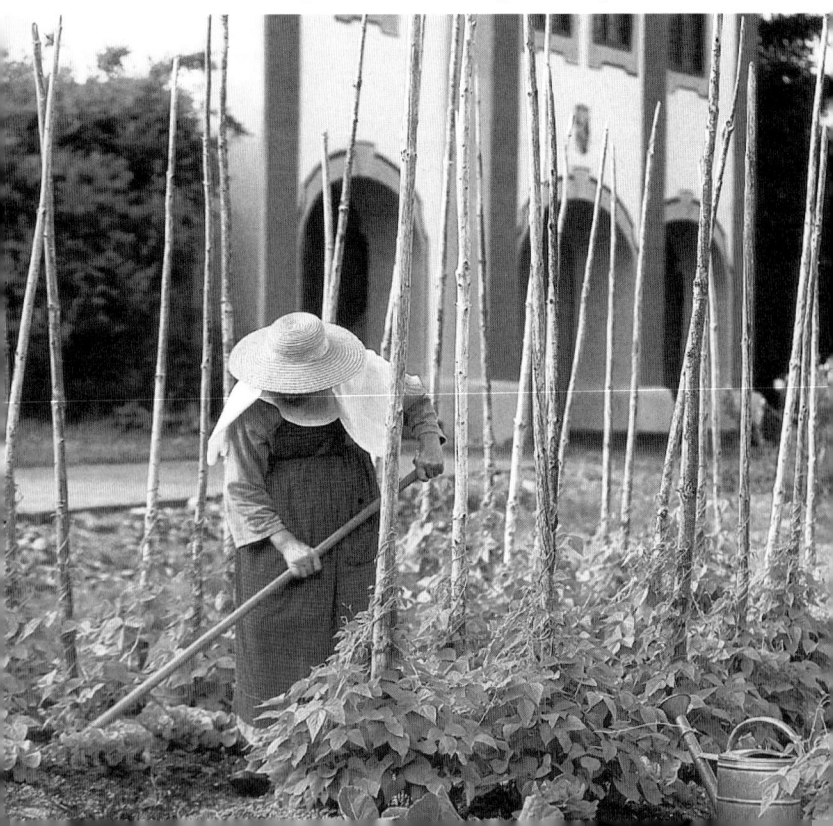

Am allermeisten hatten mich die Kräuter interessiert. Wie sie aussehen, gegen welche Krankheiten sie helfen und wie sie zubereitet werden.

> »DIE FREUDE IST DAS VITALSTE LEBENSELEMENT.«
> Hildegard von Bingen

Von der bunten Vielfalt in Schwester Leandras weithin gerühmtem Kräutergarten im Kloster Oberzell in Unterfranken war ich begeistert. Es gab kein Heilkraut, das in ihrem blühenden Paradies nicht zu finden war. Geduldig hatte mir die fröhliche »Kräuter«-Schwester bei meiner Recherche zum Thema Heilkunst ihre liebevoll gepflegten Pflanzen gezeigt und ihre Wirkung erklärt. Dennoch veränderte sich während meines Aufenthalts in Oberzell und bei den Franziskanerinnen im Heilbad Krumbad im schwäbischen Krumbach meine Sichtweise.

»Die Heilkräuter sind nicht alles«, sagte ausgerechnet die Pflanzenfreundin Leandra, während sie bunte Blumen zu Sträußchen band und zum Trocknen aufhängte. Und sie schwärmte an einem strahlenden Sommermorgen im farbenprächtigen Klostergarten mit leuchtenden Augen von ihren Meditationsübungen. Später brachte sie mir sogar ihren CD-Player, damit ich ihre Meditation auch selbst »ausprobieren« konnte.

Wer sich in einem Kloster umsieht, um Wege zu einem gesunden Leben zu entdecken, lernt zunächst, wie viele Dinge für die Gesundheit von Körper, Geist und Seele wichtig sind. Verhaltensweisen und Regeln, die auf den ersten Blick ganz unspektakulär scheinen. Die Schwestern im Kloster, von denen jede ihren eigenen Schwerpunkt hat, können einiges darüber erzählen. Ihre Gemeinschaft erinnert mich an ein Kaleidoskop, bei dem die vielen verschiedenfarbenen Steinchen immer neue Muster bilden. Je länger ich hineinsah, desto mehr entdeckte ich. Singen, beten, richtig essen, schlafen, Pausen machen, konzentriert arbeiten, gute Gespräche führen – all diese erprobten Lebenskünste aus dem Urwissen unserer christlichen Klöster entfalten, in ihrer Gesamtheit angewendet, eine große Heilwirkung. Und die Offenheit und großzügige Gastfreundschaft, die ich bei den Schwestern in Oberzell und in Krumbad erleben durfte, ließ mich schon nach kurzer Zeit die beruhigende Kraft ihrer gelebten Regelmäßigkeit und Rituale spüren.

Die Tradition der Klöster ist beinahe so alt wie das Christentum selbst und sie wurde von Jahrhundert zu Jahrhundert von den Mönchen und Nonnen weiterentwickelt. Es entstand eine Lebensform, die dem einzelnen Menschen hilft, Körper, Geist und Seele so zu pflegen, dass sie möglichst im Einklang mit den Gesetzen des Kosmos stehen. Und dass die Menschen in allen Klöstern nachweislich gesünder sind und länger leben, ist ein beeindruckendes Zeugnis. Dabei ist die Gesundheit für die Ordensleute nicht vorrangig und erst recht kein Selbstzweck. Und genau das ist nicht nur das Sympathische, sondern wohl auch das Geheimnis ihrer Heilkunst. Vieles von dem praktizierten Heilwissen in den Klöstern lässt sich in unseren Alltag übertragen. Probieren Sie es aus, es lohnt sich.

Lucia Glahn

Willkommen im Kloster

Das Franziskanerinnen-Kloster in Oberzell bei Würzburg

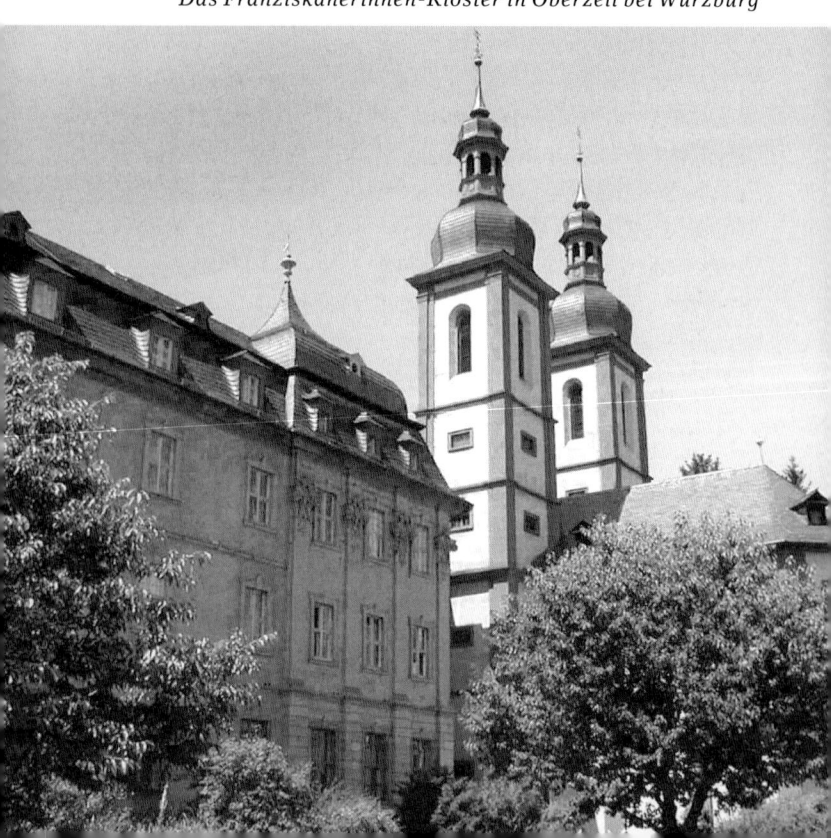

»Machen Sie erst einmal Pause!«

> »ALLE MENSCHEN, DIE ZUM KLOSTER KOMMEN, SOLLEN WIE CHRISTUS AUFGENOMMEN WERDEN, DENN ER WIRD EINMAL SAGEN: ICH WAR GAST UND IHR HABT MICH AUFGENOMMEN.«
>
> Aus der Benediktusregel

Je näher ich auf mein Ziel zukomme, desto mulmiger wird mir. Allmählich finde ich meinen bevorstehenden Aufenthalt bei den Franziskanerinnen in Oberzell aufregender als einen Abenteuerurlaub. Es ist mein erster Kloster-auf-Zeit-Besuch und ich wollte so etwas schon längst einmal ausprobieren. Warum habe ich eigentlich so lange damit gewartet? Kann es wirklich sein, dass ich jahrelang keine Zeit dafür hatte? Keine Zeit für mich?

Der Bus hält an einer lauten Hauptstraße an der Stadtgrenze von Würzburg. Nur weg von diesem Lärm. Nach ein paar Schritten geht es durch einen hohen romanischen Doppeltorbogen und ich stehe in einem großen Innenhof. Vor mir die barocke Fassade des alten Klosters, erbaut nach den Plänen von Balthasar Neumann, einem der bedeutendsten Baumeister des 18. Jahrhunderts. Ich bin sofort fasziniert von dieser Anlage. Dem Bau des Klosters. Der wundervollen Kirche. Wo ist der Lärm geblieben?, frage ich mich erstaunt. Es ist wohltuend ruhig hier. Ein Brunnen plätschert fröhlich vor sich hin, und als ich mich an der Pforte anmelde, schickt man mich zunächst ins Sprechzimmer. Die schwere Holztür fällt hinter mir ins Schloss. Im malerischen Treppeneingang herrscht göttliche Ruhe. Als Erstes fallen mir die kunstvollen, bunten Blumengestecke auf, in denen das leuchtende Orange der Tagetes dominiert. Sie stammen von der »Kräuter-Schwester« Leandra, wie ich später erfahre. Die Sonne blitzt durch die Fenster, die geöffnete Klausurtür gibt den Blick auf den langen lichtdurchfluteten Klostergang frei. Ein Bild wie aus einem Meditationsbuch. Unbewusst halte ich den Atem an.

Schwester Teresa kommt aus dem Refektorium. Es ist zwölf Uhr mittags. Ich bin unabsichtlich mitten ins Essen geplatzt. »Kein Problem«, meint sie freundlich. »Ich bringe Sie erst einmal in den Konvent ›Magdala‹, dort ist auch Ihr Zimmer.«

Auf meinen verdutzten Blick hin erklärt die Schwester, dass auf dem Gelände neben dem großen Klosterkonvent mit 50 Franziskanerinnen noch ein kleiner eigener Konvent mit acht weiteren Schwestern angegliedert ist. Sie wohnen in einem modernen kleinen Haus, direkt neben dem großen Schlossbau.

Der Eingangsbereich und die Terrasse sind idyllisch von Blumen gesäumt. Lavendel und Rosen bestimmen das Bild. Daneben sprudelt ein weiterer Springbrunnen. Schwester Lydia, zuständig für die Aufnahme der Gäste, lädt Schwester Teresa und mich sofort ein. »Es ist genug da«, sagt sie und zeigt mit einladender Geste Richtung Refektorium, dem Speisesaal des Konvents. In der Regel bleiben die Schwestern beim Essen unter sich. Aber heute sind auch die Generaloberin und ein weiterer Gast zu Besuch. Schnell werden noch Stühle dazwischen geschoben, zwei Teller aufgedeckt. Wir sitzen, wie in einem gemütlichen Wohnzimmer, an einem liebevoll mit Efeu geschmückten runden Holztisch. In der Mitte brennt eine Kerze. Die Atmosphäre ist gelassen und heiter und ich beginne mich richtig wohl und behaglich zu fühlen.

Die selbst gemachte Tomatensuppe mit vielen frischen Kräutern und die Käsespätzle schmecken köstlich. Auf dem Tisch steht eine Karaffe mit frischem Wasser. »Das holen wir aus unserer eigenen Quelle«, erklärt eine Schwester. »Das Kloster liegt mitten im Wasserschutzgebiet.« Auch der knackige Gurken-,

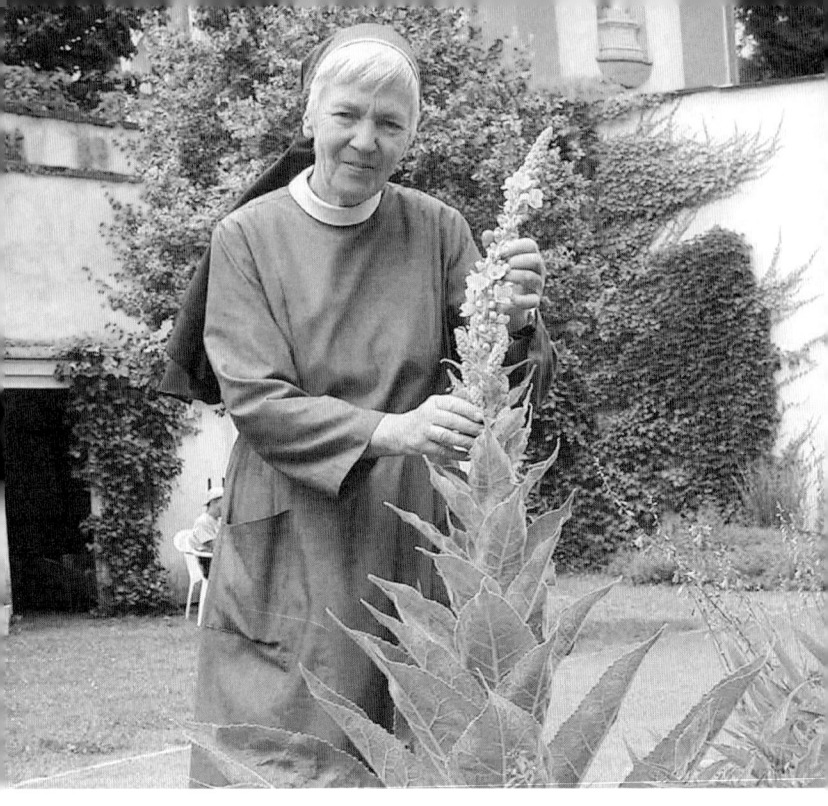

Kräuter-Schwester Leandra im Klostergarten

Tomaten- und der Kopfsalat, gewürzt mit verschiedenen Kräutern, sind aus dem eigenen Garten: »Da ist Borretsch dabei«, betont eine Schwester, »der stärkt die Immunabwehr.« – »Wir sind hier alle gesund«, lacht eine Franziskanerin, »viele von uns sind schon sehr alt.«

Und während wir uns über die Lebensweise in Klöstern unterhalten, weist Generaloberin Schwester Veridiana auf eine Studie aus der *Zeitschrift für Bevölkerungswissenschaft* hin, wonach die Lebenserwartung der Ordensleute deutlich über jener der Allgemeinbevölkerung liegt. Die Oberin lächelt verschmitzt, dann sagt sie: »Man sollte also am besten ins Kloster gehen.« – Oder sich genau ansehen, was in den Klöstern anders läuft, um von dem Lebensstil zu lernen, denke ich mir.

Die gesundheitlichen Probleme einer Gesellschaft, die in ihrem rasenden Tempo und in ihren Irrwegen mehr und mehr Menschen zu überfordern drohen, sind ein zentrales Thema für die Gestaltung unserer Zukunft geworden. Es gibt Trends, die uns beunruhigen müssen. Immer mehr Menschen etwa haben ein gestörtes Verhältnis zum Essen. Besonders alarmierend ist die Entwicklung bei den Jugendlichen: Jede dritte Schülerin, so fand das Jenaer Institut für Medizinische Psychologie in einer groß angelegten Studie heraus, ist essgestört. Sie zeigen Anzeichen von Magersucht, Bulimie (Fresssucht mit anschließendem Erbrechen) und anderen Essstörungen. Nach Überzeugung von Psychologen eine Folge des fragwürdigen Schlankheitswahns in den von Medien vorgegebenen Trends. Umgekehrt schnellt aber auch die Zahl der übergewichtigen Kinder und Erwachsenen in die Höhe. »Die Fettleibigkeit (Adipositas) ist eine unbeachtete Katastrophe«, warnte unlängst ein Experte auf einem Berliner Ärztekongress. Normalgewichtige seien in Deutschland längst zu einer Minderheit geworden. Rund 70 Prozent der Männer und 50 Prozent der Frauen bringen hierzulande zu viele Pfunde auf die Waage. Die Zahl der übergewichtigen Kinder hat sich dabei in den letzten 20 Jahren verdoppelt. Die Folgen: Diabetes, Herzerkrankungen, Gelenkschäden. Und weil Kinder meist nur noch im Auto durch die Gegend chauffiert werden, bezeichnen Soziologen sie längst schon als die »Rücksitzgeneration«.

Die Alarmsignale einer Welt, die offenbar zunehmend krank macht, werden deutlicher. Da wären Allergien zu nennen, die uns immer heftiger zu schaffen machen. Lebensmittel-Unverträglichkeiten, Heuschnupfen und Neurodermitis quälen immer mehr Kinder und Erwachsene. Zwar rätseln die Forscher über die genauen Ursachen, aber als gesichert gilt: Stress kann ein Auslöser dafür sein, warum wir immer öfter aus der Haut fahren, warum wir »die Nase voll haben« oder uns »nicht mehr riechen« können. Und ist in Zeiten von Mobbing und Rationalisierung Stress nicht auch zu einer Dauererscheinung geworden? »Jeder fünfte Arbeitnehmer leidet permanent unter

Angst und Anspannung«, fand das Karlsruher Institut für Sozialhygiene heraus.

Nach Ansicht von Wissenschaftlern ist ein Drittel aller Krankheiten in den Industriestaaten auf Stress zurückzuführen. Gestresste Menschen sind nachweislich deutlich anfälliger für Infektionen. Und sie rasten wegen jeder Kleinigkeit aus, wie sich beim Autofahren gut beobachten lässt. »Die Menschen reagieren auf den täglichen Kleinkram mit der Wucht eines Programms, das eigentlich nur für lebensbedrohliche Notfälle ausgelegt ist«, stellte ein US-Forscher fest. Die chronische Daueranspannung führt zu Schwindelgefühlen, Durchfall, Gastritis, Magen-Darm-Geschwüren und schlimmstenfalls zum Herzinfarkt. Aber auch Kopfschmerzen, Hörsturz und Tinnitus (Ohrgeräusche) gehen auf das Konto von Überlastung.

Der Bericht zur gesundheitlichen Lage der Nation meldet jedes Jahr neue Rekorde. Die Bewältigung von Stress und die Flucht vor Problemen oder die Suche nach dem Kick führen zudem in die Sucht. Mehr als neun Millionen Deutsche haben Probleme mit dem Alkohol. Fast vier Millionen Menschen gelten gar als Alkoholiker. Knapp 1,5 Millionen Bundesbürger sind von Medikamenten abhängig, so die Deutsche Hauptstelle gegen Suchtgefahren. Im Jahr 2001 starben hierzulande 1835 Menschen den Drogentod. Besonders beunruhigend: Bereits zwei Millionen Kinder gelten nach Ansicht von Experten als stark suchtgefährdet. Längst ist das Medikament Ritalin für hyperaktive Sprösslinge, die unter Beziehungskrisen und Scheidung der Eltern leiden, erste Wahl für viele Ärzte und Psychologen. Gestörter Biorhythmus, chronische Kopfschmerzen und Zappeligkeit und eine zunehmende »seelische Verwahrlosung«, so das Magazin *Der Spiegel*, seien nicht zuletzt die Folge überforderter Patchwork-Familien.

Zu schnell, zu hektisch, zu laut – wollen wir dabei nicht insgeheim immer häufiger die Bremse ziehen? Sehnen wir uns nicht mehr und mehr nach einem anderen Lebensstil: ruhiger, entspannter, zufriedener? Was macht uns eigentlich so krank und kaputt? Was können uns die einzelnen Krankheiten sagen? Was müssen wir tun? Wie können wir unseren Alltag ändern? Was wissen die Nonnen und Mönche darüber? Verfügen sie über die richtigen Werkzeuge für ein gesünderes Leben? Gehören dazu auch Dinge wie Demut? Wie Buße, Reue und Umkehr? Oder auch die Aufgabe, sich selbst zu erkennen? Nicht um sich, wie in manchen herkömmlichen Therapiesitzungen, immer nur selbst noch stärker zu zerlegen, sondern um nach der Auseinandersetzung seine Teile endlich einmal wieder zusammenzufügen. Wie wichtig ist es, sein

Selbst, sein Eigenes, seine Seele zu finden? Das Sein. »Erwecke meine Seele«, heißt es in einem Gebet an den heiligen Antonius von Padua, »und führe sie aus aller Lauheit.« Und wie bedeutsam ist es vor allem, sich auch einmal fallen zu lassen? Nicht ins Nichts. Sondern voller Vertrauen in die Hände einer liebenden höheren Macht, wie es die Menschen in den Klöstern tun, die Jesu Ratschlag ernst nehmen, man solle seine Sorgen ruhig einmal auf ihn werfen.

Ich atme tief durch. Die gelassene Atmosphäre während der Mahlzeit hat mir gut getan. Das Mittagessen im Konvent ist zu Ende. Ruhig warten alle, bis der letzte Teller leer gegessen ist. Und bevor die Schwestern in die Mittagspause gehen, stimmen sie den Kanon »Nun danket Gott« an. »Machen Sie erst einmal eine Pause und dann hole ich Sie wieder ab und zeige Ihnen alles«, schlägt mein »guter Geist«, Schwester Teresa, feinfühlig vor. Ich solle mir Zeit lassen. Das wird sie in den nächsten Tagen immer wieder sagen. Ich spüre ein angenehmes Gefühl von Entspannung in mir aufsteigen. Gelassen spaziere ich durch den Klostergarten und bekomme eine leise Ahnung davon, was ein gesundes Leben ausmachen könnte.

Willkommen im Kloster

Auftakt

Das Geheimnis der Mönche

Christrose im Klostergarten Oberzell

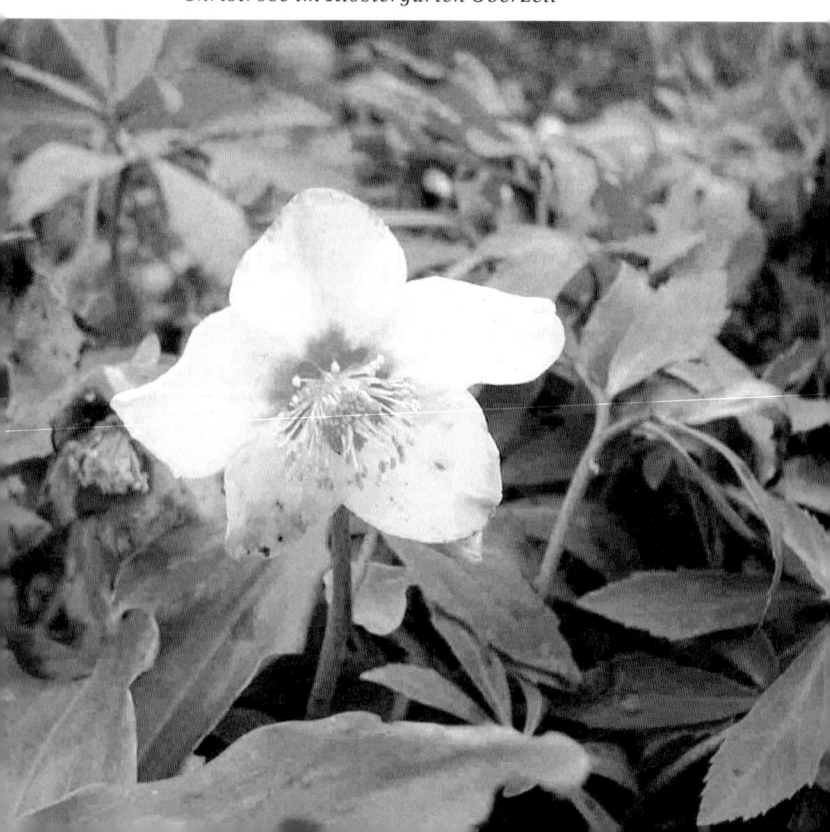

Eine kurze Geschichte der Heilkunst aus den Klöstern

Ein schwerer Duft hängt in den dunklen Gewölben des Klosterkellers. Ein Duft von Kräutern, die in zahlreichen Gefäßen in der Drogenkammer lagern. Gleich nebenan die riesigen Kupferkessel, in denen Mönche heilsame Tinkturen nach geheimen Rezepten destillieren, während draußen im Kräutergarten Bruder Krankenpfleger sorgfältig Heilkräuter für die Behandlung der Patienten auf der Krankenstation abschneidet. Können wir uns wirklich so die Heilkunst der Mönche vorstellen? Oder sind diese Szenen der reinen Fantasie oder einem Kitschfilm entsprungen?

Sie sind es nicht. So oder ähnlich sah wohl das Leben der Nonnen und Mönche aus, als ihre Heilkunst im

> »WIR SOLLTEN NICHT ALLZU ÄNGSTLICH UM UNSEREN KÖRPER BESORGT SEIN. DOCH SOLLTEN WIR ALLES TUN, WAS NÖTIG IST, DIE GESUNDHEIT UND STÄRKE DES KÖRPERS ZU BEWAHREN, DAMIT WIR GOTT NACH BESTEN KRÄFTEN DIENEN KÖNNEN.«
> Ignatius von Loyola

Mittelalter die einzige medizinische Versorgung für die gesamte Bevölkerung darstellte. Und diese Tradition hat hinter den Klostermauern überlebt. Bis heute braut beispielsweise Frater Vitalis im Benediktinerkloster Ettal seine Arnikatinkturen und Liköre nach uralten Geheimrezepten in den Gewölben der Klosterdestillerie. – Und bis heute leben Nonnen und Mönche nach diesem uralten ganzheitlichen Wissen der Heilkunst: ein Schatz an Erfahrungen und Kenntnissen aus der überlieferten Weisheit der Mitbegründer unserer abendländischen Kultur, der nur darauf wartet, gehoben zu werden.

Was die Klostermedizin geleistet hat

Unbestreitbar haben Nonnen und Mönche die Entwicklung der europäischen Medizin und des gesamten Gesundheitswesens entscheidend entwickelt und geprägt. Von der Zeit vom 5. bis zum 11. Jahrhundert, als sie regelrecht ein Monopol auf Heilwissen innehatten, bis hin zur Errichtung des modernen Krankenhauswesens durch die speziell dafür entstandenen Pflegeorden wie die Barmherzigen Schwestern, die Salesianer und die Vinzentinerinnen.

Über ihre Leistungen urteilt der Leiter der Würzburger Forschungsgruppe Klostermedizin, Prof. Gundolf Keil, so: »Die Klostermedizin im Abendland war revolutionärer und weitaus mehr zu Großleistungen in der Lage, als das zum Beispiel in den zenbuddhistischen Klöstern der Fall war.

Die christlichen Mönche dieser Zeit haben auf diesem Gebiet weit mehr getan, als ihnen selbst bewusst war. Sie nutzten nicht nur das Vorwissen der Antike und ergänzten es um volksheilkundliche Erfahrungen, sondern entwickelten neue Modelle der medizinischen Versorgung, zum Beispiel das Konzept einer gleich guten Medizin für jedermann im Karolingerreich oder die Einrichtung von Spitälern. Wobei hier das Leitmotiv der Caritas, der Barmherzigkeit, eine wichtige Rolle spielte.«

Wie alles begann

Wie kam es zum Heilwissen der Mönche? Warum gibt es überhaupt eine Verbindung zwischen christlichen Klöstern und der Medizin? Was haben Ordensleute eigentlich mit Krankheit und Heilung zu tun?

Im Grunde begann alles mit Jesus und seiner Nachfolge. Jesus war der Heiler und »Arzt« schlechthin, der *christus medicus*. Das Wort »Heiland«, das sich vom

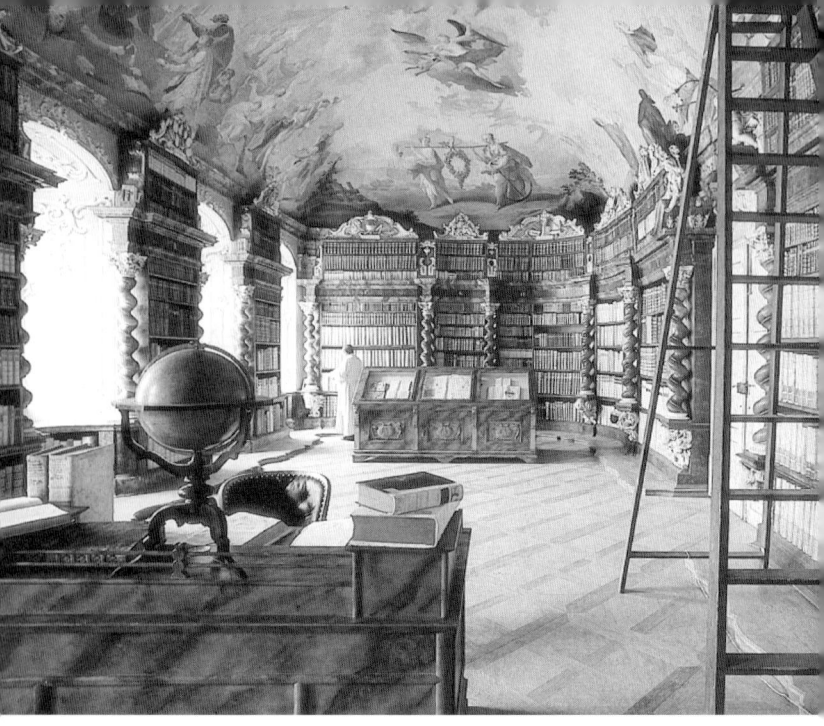

Bibliothek der Prämonstratenser in Nova Rise, Böhmen

althochdeutschen Wort »heilan« (= heilen, erlösen) ableitet, weist schon darauf hin. Ignatius von Antiochien bezeichnet Jesus im Jahre 110 n. Chr. erstmals als Arzt.

Auch Clemens Alexandrinus rühmt Christus als Heiler: »Deshalb heißt auch der Logos Heiland (soter), denn er hat für die Menschen geistige Arzneien gefunden zu ihrem Wohlbefinden und zum Heil. Er

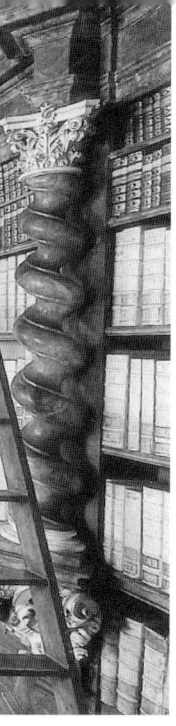

bewahrt die Gesundheit, deckt die Schäden auf, bezeichnet die Ursache der Leidenschaften, amputiert die Wurzeln unvernünftiger Begierden, schreibt Diät vor und verordnet alle heilsamen Gegengifte für die Kranken.«

Jesus sah es als seine wesentliche Aufgabe, die Menschen heil, gesund zu machen, sie vom Bösen, von Krankheit zu befreien. Und auch seinen Nachfolgern gab er die Kraft, Kranke zu heilen (Paulus weckte sogar einen Toten wieder auf).

Die Erzählungen von Wunderheilungen spielen im Neuen Testament eine Schlüsselrolle. »Es ging eine Kraft von ihm aus, die alle heilte«, heißt es im Lukasevangelium (Lk 6,19). Jesus zog die Menschen in Scharen an, »sein Ruf verbreitete sich immer mehr, sodass die Menschen von allen Seiten herbeiströmten. Sie alle wollten ihn hören und von ihren Krankheiten geheilt werden« (Lk 5,15). Und er hatte mit ihnen Mitleid, heilte Aussätzige, befreite Besessene von ihren Dämonen, die nach antiker Vorstellung als Verursacher vieler Krankheiten galten, machte Blinde sehend und befreite Gelähmte von ihrem Gebrechen.

Jesus, der Heiland und Arzt

- Bei den Heilungen durch die Hilfe Gottes ist in den Schilderungen der Evangelisten immer der Glaube des Geheilten an die göttliche Kraft Jesu ausschlaggebend. So sagte Jesus zu einer kranken Frau: »Dein Glaube hat dir Heilung gebracht« (Lk 8,48). Und umgekehrt war die Gesundheit, die Christus den Menschen schenkte, jedes Mal mit einer neuen Sicht der Dinge, mit einem neuen Glauben, verbunden. Er heilte die Menschen ganzheitlich, an Leib und an der Seele.

- Die Heilung durch Jesus, betont Kapuzinerpater Guido Kreppold, verlangt von den Kranken den vollen Einsatz. Für die gestörten, von Leid und Todesnöten heimgesuchten Menschen sei Jesus der letzte Rettungsanker. In den Geschichten des Neuen Testaments riskieren sie alles, um von ihm geheilt zu werden. So schreien zwei Blinde gegen den Lärm und die Zurückweisung der Menge Jesus um Hilfe an (Mt 20,29–34). Und um einen Gelähmten durch die Menge zu ihm zu bringen, decken seine Freunde sogar das Dach eines Hauses ab und lassen ihn durch die Öffnung zu ihm herunter (Mk 2,1–12).

- Voraussetzung für das Gesundwerden ist für

Christus immer die Liebe. Auch die Liebe zu sich selbst, aus der die Nächstenliebe erwächst. Wer sich selbst nicht annimmt und akzeptiert, kann auch die anderen nicht lieben.

- Gleichzeitig war Christus aber nicht nur Therapeut, sondern auch selbst Leidender (*Christus patiens*). Bei seiner Aufforderung zur Nächstenliebe zählt auch immer die Pflege aller Kranken dazu. In jedem Kranken sollte von nun an der leidende Christus gesehen werden. Das Beispiel vom barmherzigen Samariter, der sich aus Mitleid um einen Kranken kümmerte, sollte Schule machen. In seinem Gleichnis stellt Jesus sein Programm der Nächstenliebe vor und macht klar, was echtes Mitleid wirklich bedeutet. Der Mann aus Samarien verarztet nicht nur die Wunden des unter die Räuber Gefallenen, er bringt ihn auch noch zu einer Herberge und pflegt ihn dort. Und er sorgt außerdem für seinen Schützling für die nächste Zeit vor, denn er gibt dem Wirt Geld, damit dieser sich weiter um ihn kümmern kann. Dieses Gleichnis bildet die ursprüngliche Quelle für die »Caritas«, die von da an zur christlichen Tugend schlechthin erklärt wurde.

Heiler in der Wüste

Um sich nicht an die Welt zu verlieren, sondern Jesus nachzufolgen, der selbst als Vorbereitung für seine Mission 40 Tage in der Wüste gefastet hatte, wählten viele Christen im 3. Jahrhundert den Rückzug in die Einsamkeit – zuerst in Ägypten, dann in Kleinasien und Syrien. Vorbild aller Einsiedler war der Mönchsvater Antonius der Große (251/52–356), der in der Wüste Ägyptens über 100 Jahre alt wurde. Tausende folgten seinem Beispiel, hausten in Höhlen und widmeten sich allein Gott. Schon damals entwickelten die Mönche Prinzipien, die später ein Benedikt von Nursia in gemäßigter Form für seine eigene abendländische Mönchsregel übernehmen sollte. Fasten etwa diente dazu, Körper und Seele zu reinigen, Stille und Schweigen befreite von liederlicher Geschwätzigkeit. Die Wüstenmönche halfen Ratsuchenden und heilten Kranke, die sie in ihrer Einsamkeit um Hilfe baten.

Benedikt – der Begründer der Klosterheilkunde

Durch den Untergang des Römischen Reiches, durch Völkerwanderungen und Pestepidemien drohte auch das enorme medizinische Wissen der antiken Gelehrten verloren zu gehen. Zumindest die Kenntnisse in der Chirurgie waren mit dem Zerfall des Imperium Romanum fast vollständig verschwunden. Dem Gründer des Benediktiner-Ordens, Benedikt von Nursia (480–547), ist es zu verdanken, dass die Schriften über Heilkräuter erhalten blieben. In unendlichem Fleiß kopierten seine Ordensbrüder antike medizinische Texte über Heilpflanzen, bis ihnen die Finger und Augen wehtaten. Dabei war es damals keineswegs selbstverständlich und wurde immer wieder kritisiert, dass die Mönchsärzte zum Beispiel auf antikes Wissen zurückgriffen. Immerhin waren Hippokrates oder Galen, der griechische Leibarzt von Kaiser Marc Aurel, Heiden, deren Weisheit die Christen mit Vorsicht begegneten.

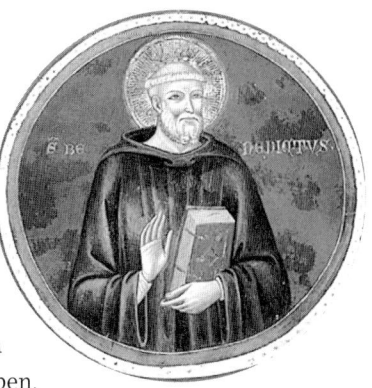

Der heilige Benedikt

Hilfe für alle

Im Unterschied zu den Römern und Griechen, bei denen nur Höhergestellte, Könige und Kaiser von der Heilkunst profitieren durften, behandelten die Mönche nun ausnahmslos alle Hilfesuchenden, auch die Armen und Obdachlosen. Das war neu. Denn die christliche Caritas war für die Ordensleute eine zentrale Forderung.

In der bedeutendsten Mönchsregel des Westens schrieb Benedikt auch die Krankenpflege vor und legte damit den Grundstein für die medizinische Versorgung der Bevölkerung. »Die Sorge für die Kranken muss vor und über allem stehen: Man soll ihnen so dienen, als wären sie Christus, hat er doch gesagt: ›Ich war krank und ihr habt mich besucht‹ und: ›Was ihr einem dieser Geringsten getan habt, das habt ihr mir getan.‹« Benedikt war nicht nur Gottsucher, Ordensgründer und ein begnadeter Erzieher, sondern auch – ganz in der Tradition Jesu Christi – ein großer Arzt und Heiler.

Klostermedizin – ein ganzheitliches Programm

Die Heilkunst aus dem Kloster besteht nicht nur aus Pflanzenkunde. Es gehört die liebevolle Haltung gegenüber dem Kranken dazu, die positive Sicht der Dinge und letztlich die heilsame Energie, die der Glaube freisetzt. Gesundheit hat hier eine tiefe Dimension. Der Begriff erfasst den ganzen Menschen in seiner Einbettung in die Schöpfung und in seinem Bezug zum

Schöpfer. Und weil christlicher Heilkunst ein bestimmtes Menschenbild zugrunde liegt und sie andere Bereiche – etwa die Hilfe Gottes – mit einschließt, unterscheidet sie sich grundlegend von der modernen Apparatemedizin.

Dazu gehört dann auch die Erkenntnis, dass man in diesem Leben grundsätzlich bereit sein muss, sein Kreuz auf sich zu nehmen. Manches bleibt einem nicht erspart. Wir leben nicht in einem Paradies. In dieser Welt gibt es eben – seit dem Sündenfall – gewaltige Störungen, die wir nicht beheben können. Aber wir können uns ihnen stellen. Und wir können versuchen, nach einer Ordnung zu leben, die offensichtlich der Schöpfung fest eingeschrieben ist – und die dem Leben auf diesem Planeten dann auch am allermeisten entgegenkommt.

> »DIE KRANKEN BRÜDER SOLLEN EINEN EIGENEN RAUM HABEN UND EINEN PFLEGER, DER GOTT FÜRCHTET UND IHNEN SORGFÄLTIG UND EIFRIG DIENT.«
> Benedikt von Nursia

Kranke wurden im Kloster mit Fleisch, Eiern und Kräuterwein gestärkt. Der Abt war gleichzeitig Seelsorger, Arzt und Psychologe. Benedikt appellierte bei der Krankenpflege an die Einsicht von Arzt und Patient. Keiner sollte es dem anderen schwer machen: »Aber auch die Kranken mögen bedenken, dass man ihnen dient, um Gott zu ehren; sie sollen ihre Brüder, die ihnen dienen, nicht durch übertriebene Ansprüche traurig machen. Doch auch solche Kranke müssen in Geduld ertragen werden; denn durch sie erlangt man größeren Lohn.«

Das Seelenheil des Kranken war am wichtigsten. Noch vor den Heilkräutern kam die geistliche Therapie in Form von Beichte und Eucharistie. Da man der Meinung war, dass auch die Schuld eine Rolle bei der Entstehung von Krankheiten spiele, sollte schließlich durch die gar nicht hoch genug einzuschätzende Wirkung der Vergebung – die Grundvoraussetzung für jede »heile« Beziehung – und der Eucharistie die Gesundung vorangetrieben werden.

Was uns gesund macht

- Geordnete Tage, geordnete Räume, geordnete Zeiten, geordnete Aufgaben und Rollen – ein maßvolles Leben nach Regeln sind wesentliche Grundbausteine der Gesundheit.
- Das eigentlich ganzheitliche Geheimnis der Heilstherapie aus den Klöstern: Nonnen und Mönche tun das, was Jesus geraten hat – sie werfen ihre Sorgen auf Christus, statt sich davon unterjochen zu lassen. Das heißt nicht, sich in Abhängigkeit zu begeben,

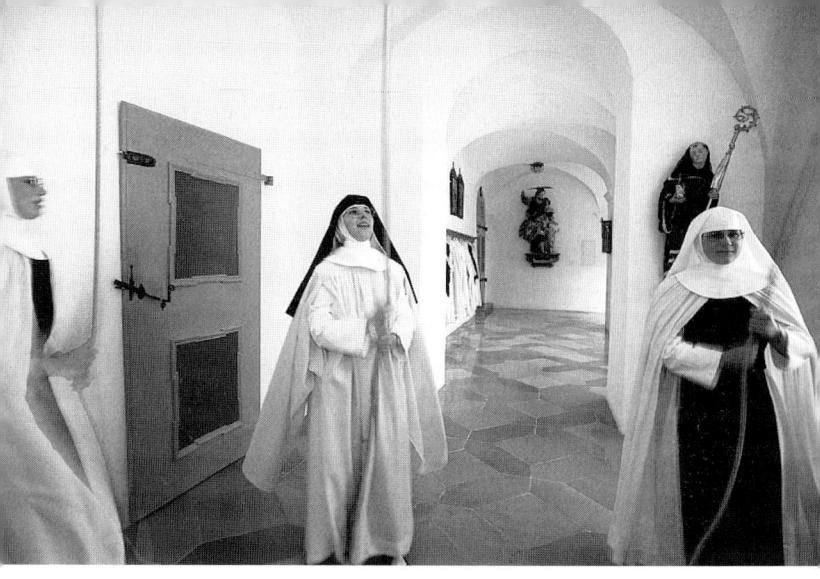

Nonnen im Kloster Oberschönenfeld

sondern sich wirklich frei zu machen. Man muss nicht alles selber tun und kann es auch gar nicht. Wer das versucht, ist aus Sicht der Ordensleute selbstherrlich und in seiner Selbstherrlichkeit wiederum schon krank. Dazu gibt es eine schöne Geschichte: Ein Mann trifft Jesus und fragt ihn: »Wo warst du, als ich dich gerufen habe?« Jesus sieht ihn an und sagt: »Siehst du die Fußspuren da auf deinem Lebensweg?« – »Ja«, meint der Mann, »sie stammen von zwei Paar Füßen.« – »Da bin ich immer neben dir gegangen«, sagt Jesus. Der Mann betrachtet die

Spuren und ruft aus: »Aber hier sind plötzlich nur noch die Abdrücke von einem einzigen Paar Füßen zu sehen und auf dieser Wegstrecke ging es mir so schlecht. Wo warst du da?« Jesus lächelt und sagt: »Da habe ich dich getragen.«

- Aus einem unerschütterlichen Gottvertrauen speist sich auch eine gesunde Gelassenheit – eines der wichtigsten Heilmittel. Gelassenheit bedeutet, sich nicht krampfhaft an allem festklammern zu müssen, sondern auch einmal etwas loslassen zu können. Wenn man nicht mehr weiterkann, dann muss eben Gott helfen. Wer sich in diesem Sinn gelassen an seine Aufgaben macht, den wirft so schnell nichts um und der wird auch so schnell nicht krank.

- Jesus sagt von der Barmherzigkeit: »Was ihr dem geringsten meiner Brüder getan habt, das habt ihr mir getan.« Daraus lässt sich ableiten, dass man die Hilfe, die man gibt, immer zurückbekommt. Etwas, das man teilt, wird nicht weniger, sondern mehr. Von daher stammt auch die Redensart: Geteiltes Leid ist halbes Leid, geteilte Freude ist doppelte Freude. Wenn man hilft, hilft es einem selbst, wenn man heilt, heilt es einen selbst. Dabei ist es auch wichtig, Hilfe zu suchen und anzunehmen, wogegen Stolz und Selbstherrlichkeit den Menschen nur hart machen und verhärten.

- Die heilige Karmeliterin Edith Stein sagt: »Es ist die Aufgabe eines jeden Menschen, zu sich selbst zu kommen.« Das eigene Selbst, das Sein zu erkennen ist eine wichtige Forderung: Sei, wer du bist!
- Reue, so Hildegard von Bingen, sei eines der stärksten Mittel, die Gott den Menschen geschenkt habe, um wieder heil zu werden. Man kann in vielem »sündigen« – und auch gesundheitliche Fehlverhalten sind ja gewissermaßen »Sünden« gegen Körper und Geist –, aber es gibt stets die Möglichkeit der Umkehr, um nicht nur Vergebung zu erlangen, sondern auch, um sich wieder selber besser einzustellen und auf einen heilsamen Weg zu bringen.
- Nur wer sich selbst akzeptiert und liebt, kann mit sich selbst ins Reine kommen. Das ist eine Grundvoraussetzung, um auch die anderen lieben und ihnen gut tun zu können. Ausdruck der Liebe sind die Werke der Barmherzigkeit. Wenn etwas ohne Liebe getan wird, ist es nichts wert, wie es bei Paulus im Hohelied der Liebe (1. Kor 13,1) heißt: »Wenn ich in den Sprachen der Menschen und Engel redete, aber die Liebe nicht hätte, wäre ich tönendes Blech oder lärmendes Schlagzeug.« Und der Kirchenvater Augustinus sagte einmal, der Mensch sei nicht das, was er isst oder anzieht, sondern der Mensch sei, »wie er liebt«.

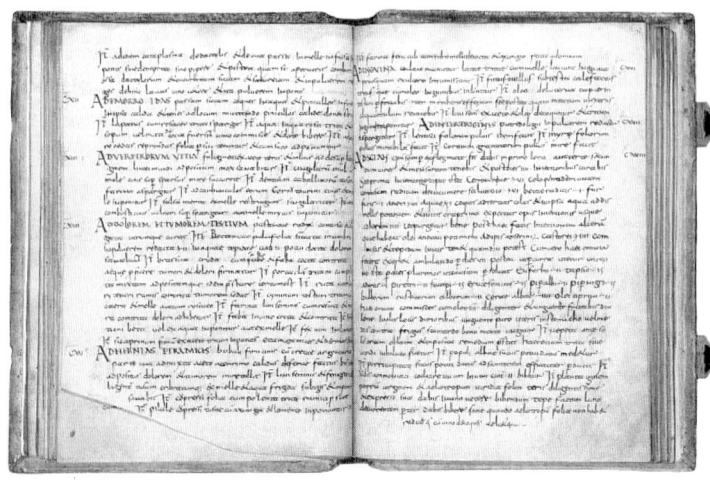

Lorscher Arzneibuch: Erstes Zeugnis der Klostermedizin

- Zur Liebe gehört die Freude, ein wichtiges Mittel, um Krankheiten vorzubeugen, um von Haus aus schon nicht ins »Negative« abzurutschen. Warum räumen die Ordensleute der Verherrlichung Gottes und seiner Schöpfung so viel Platz ein? Weil es echtes positives Denken bewirkt. Wer Gott lobpreist, hat eine bessere, gesündere Einstellung zur Welt. Und er wird letztlich auch selbst zu einem Menschen, von dem andere nicht sagen müssen: »Du machst mich krank«, sondern der regelrecht zu einer heilenden Kraft wird.

Medizinbücher der Mönche

Das erste Zeugnis der Klostermedizin ist das *Lorscher Arzneibuch*, eine Sammlung von hochinteressanten pflanzlichen Rezepten, die auch zahlreiche Ernährungstipps enthält. Verfasst wurde es vermutlich um 790 unter der Leitung des Abtes Richbodo vom Kloster Lorsch bei Worms.

Ein lyrisches und botanisches Meisterwerk und gleichzeitig das erste Kräuterbuch überhaupt ist der 840 entstandene *Hortulus* (Gärtlein). In 27 Kapiteln besingt darin Abt Walahfrid Strabo (Strabo = der Schieler) vom Kloster Reichenau 24 Heilpflanzen nach Aussehen und Wirkung, vom Liebstöckel bis zur Rose. Zudem zeichnet der Berater karolingischer Könige die ideale Gartenanlage.

Das am meisten verbreitete Kräuterbuch des Mittelalters ist freilich der *Macer floridus* aus dem 11. Jahrhundert. In mehr als 2000 Versen erläutert darin Odo de Meung (aus Meung-sur-Loire) das Aussehen und die Heilwirkung von rund 80 Pflanzen. Das letzte Werk der Klostermedizin stammt von Hildegard von Bingen. In ihrer Natur- und Heilkunde aus dem 12. Jahrhundert, den Büchern *Physica* und *Causae et Curae*, beschreibt sie in mehr als 200 Kapiteln auch Heilpflanzen und ihre Wirkung (siehe auch S. 89ff., 115ff.).

Die Lehre von den vier Säften

Die Klostermedizin im Mittelalter basierte auf der antiken Vier-Säfte-Lehre (Humoralpathologie). Diese geht auf die bedeutendsten Ärzte der Antike zurück: Hippokrates (4. Jahrhundert v. Chr.) und Galen von Pergamon (2. Jahrhundert n. Chr.). Nach dieser Lehre enthält der Körper des Menschen vier Säfte: Blut, Schleim, gelbe und schwarze Galle. Ist die Mischung der Säfte (*humores*) nicht ausgewogen, kommt es zu Krankheiten. Auch einseitige Ernährung oder eine falsche Lebensführung kann nach der Vier-Säfte-Lehre zum krank machenden Ungleichgewicht führen. Ziel des Arztes war es, den Überschuss eines Saftes durch pflanzliche Mittel, Aderlass oder Schröpfen wieder auszugleichen.

Der jeweilige leichte und deshalb noch unschädliche Überschuss eines Saftes erzeugt wiederum das Temperament (Mischung) eines Menschen: Bei dem Sanguiniker überwiegt das Blut (*sanguis*), beim Choleriker die gelbe Galle (*chole*), beim Melancholiker die Schwarzgalle (*chole melaina*) und beim Phlegmatiker der Schleim (*phlegma*).

Durch die Klosterreformen im 11. und 12. Jahrhundert, die vom Kloster Cluny im Burgund ausgingen und anregten, wieder mehr Gottesdienst und Kontemplation in den Mittelpunkt zu stellen, ließ der Wissen-

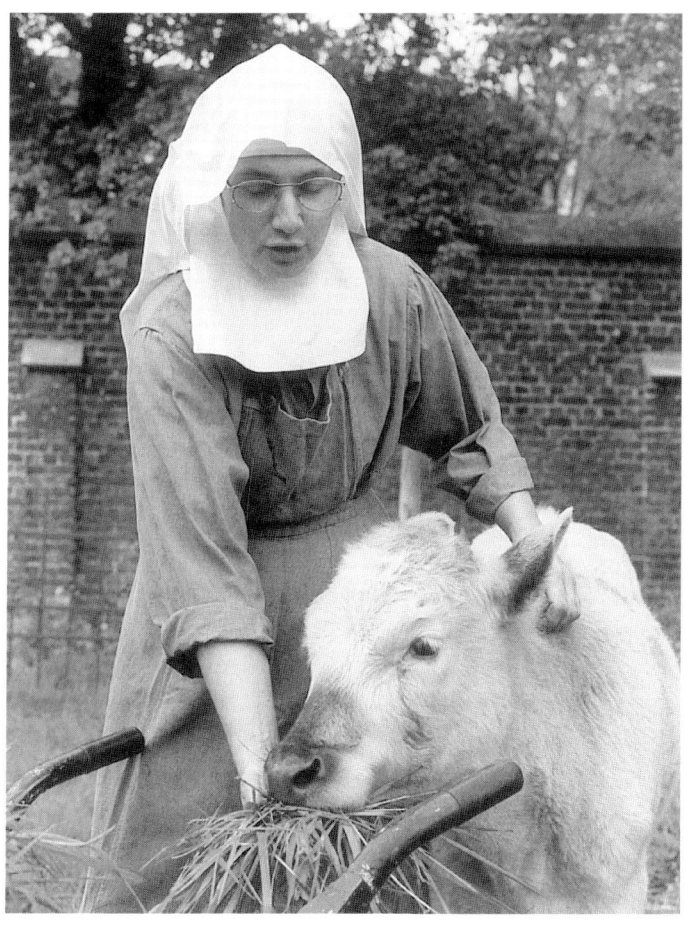

Nonne mit Kälbchen

schaftseifer der Mönche nach. Allmählich lief die erste christliche medizinische Hochschule von Salerno den Klöstern den Rang ab. Dazu kam, dass das Konzil von Clermont 1130 den Ordensleuten jede ärztliche Tätigkeit verbot, auch wenn sich nicht unbedingt alle Mönche daran hielten. Im Gegenzug entstand nun allerdings ein von den Ordensleuten aufgebautes christliches Hospitalwesen, das später von den so genannten Spitalorden wie den Johannitern, dem Deutschen Orden oder den Barmherzigen Brüdern übernommen wurde.

Kuriose Rezepte

Viele Rezepte aus dem *Lorscher Arzneibuch* des 8. Jahrhunderts gelten bis heute, manche aber sind freilich kurios. So wird in diesem ältesten deutschen Medizinbuch bei Wunden beispielsweise eine Mischung aus Schafsdung, Käse und Honig empfohlen. Diese soll dann auf die verletzte Stelle gestrichen werden. Die Forschergruppe Klostermedizin wollte es genau wissen und entdeckte zum eigenen Erstaunen, dass der Käse, eine Art Roquefort, durch den Schafsdung angeregt wird, antibakterielle Stoffe zu entwickeln. Das unappetitliche Pflaster hat also offensichtlich seinen Zweck erfüllt.

Echte Klosterapotheken, die im 17. und 18. Jahrhundert bis zur Säkularisation florierten, sucht man heute, zumindest in Deutschland, meist vergebens. Aber in vielen Klöstern werden noch immer Heilkräutertees, Salben und Tinkturen nach alten, meist geheimen Mönchsrezepten hergestellt. Und in Südamerika sind die Apotheken der Kirche vielfach noch immer die einzige Hilfe für die Armen.

Lektion I

Die beste Vorsorge: Ganzheitliche Lebensführung

Wer mit der Natur im Einklang lebt, betreibt Gesundheitsvorsorge.

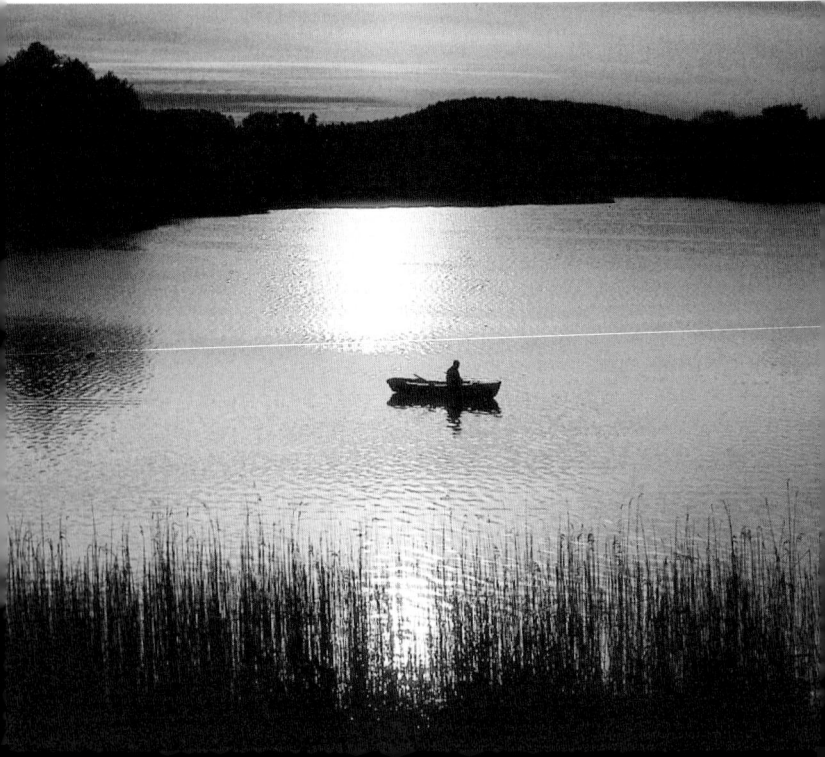

Was Sie grundsätzlich über Krankheit und Gesundheit wissen sollten

> »WENN DIE MENSCHEN NUR HALB SO VIEL SORGFALT DARAUF VERWENDEN WÜRDEN, SICH GESUND ZU ERHALTEN, WIE SIE UNBEWUSST MÜHE AUFWENDEN, KRANK ZU WERDEN – DIE HÄLFTE DER KRANKHEITEN BLIEBE IHNEN ERSPART.«
>
> Sebastian Kneipp

Es ist fünf Uhr morgens und die Vögel geben ein fantastisches Konzert. Ich bin viel zu früh aufgewacht, aus Angst, die Laudes zu verpassen, das morgendliche Stundengebet. Der erste Tag im Kloster ist besonders spannend und ich möchte die kostbare Zeit hier wirklich nutzen. Es zieht mich sofort in den Klostergarten, wo ich schon von weitem sehe, wie Schwester Leandra zwischen ihren Kräuterbeeten harkt und zupft. Die Pflanzen sind noch nass vom Tau und glänzen in der Sonne.

Ich schlendere durch die Klosteranlage, in der jede Ecke zum Verweilen einlädt. Ohne es zu merken, habe ich die Zeit vergessen. Wann ist mir das zuletzt passiert? Als die Glocken zu den Laudes rufen und mich in die Wirklichkeit zurückholen, haste ich in die Kirche, wo Schwester Teresa schon in einer Bank auf mich wartet und mich freundlich anlächelt. Der klare Gesang der Franziskanerinnen entführt mich in eine andere Welt.

Die ganzheitliche Lebensführung ist nach Ansicht der Schwestern die beste Vorsorge. Sie essen gesund, schlafen genug, arbeiten maßvoll, nehmen sich Zeit für die Gemeinschaft und viel Zeit für ihre Beziehung zu Gott, die das Wesentliche für sie bedeutet. Körper, Geist und Seele kommen in der Regel gleichermaßen zu ihrem Recht.

Wer krank ist, kann gesund sein

So wichtig Gesundheit ist: Für Nonnen und Mönche ist sie kein Selbstzweck. Der Benediktinerpater Anselm Grün von Münsterschwarzach sieht es so: »Die Gesundheit ist nicht das Kriterium, ob wir gottgefällig leben oder nicht. Das Heil ist nicht identisch mit Gesundheit.« So vertrat auch Hildegard von Bingen die paradox erscheinende Ansicht, dass ein Gesunder in Wirklichkeit krank und ein Kranker in Wirklichkeit gesund sein kann. Wer seine eigene Mitte, seine Beziehung zu Gott verloren hat, kann nach Ansicht Hildegards gar nicht mehr heil sein, auch wenn er körperlich noch so fit ist. Umgekehrt kann ein Mensch, der unter Gebrechen leidet, in Frieden mit sich und seinem Gott leben, und ist daher aus Sicht der Mystikerin gesund.

Krankheit als Zeichen

Krankheit gilt im Kloster als ein Zeichen dafür, dass Rhythmus und rechtes Maß gestört sind. Maßlosigkeit macht auf Dauer krank, ob beim Essen und Trinken, Schlafen oder Wachen, Arbeiten oder Entspannen. Herzrasen oder Atemstörungen als Folge eines fehlenden Rhythmus sind weit verbreitet. Wer dagegen mit seiner inneren Uhr und den Abläufen der Natur im Einklang lebt, betreibt bereits Gesundheitsvorsorge. Eine Krankheit kann auch ein Zeichen für ein gestörtes Verhältnis zu Gott, zur eigenen Mitte und zu den Mitmenschen sein, ein Zeichen für negative, selbstzerstörerische und eben krank machende Gedanken oder Taten.

Für den Benediktinerpater Johannes Pausch ist die Zunahme von Allergien, Infekten, Depressionen oder Suchtkrankheiten auch ein Zeichen der um sich greifenden Orientierungslosigkeit. Dafür bietet der Buchautor eine interessante Erklärung: Der Übergang vom Industriezeitalter zum Informationszeitalter sei ein Umbruch, der alte Maßstäbe außer Kraft setze. »Häufig werden Menschen in solchen Übergangszeiten krank, weil sie mit dem Umbruch nicht zurechtkommen. Ihr inneres Gleichgewicht, die Balance zwischen Körper und Seele, kippt – mit der Folge, dass die Unausgeglichenheit in eine Krankheit münden kann.« Als psychotherapeutischer Leiter des klösterlichen »Hildegardzentrums« auf Gut Aich in Oberösterreich empfiehlt Pausch, wieder stärker auch alte Werte wie Freundschaft, Treue, Nächstenliebe und Religiosität zu pflegen. Ganz besonders wichtig sei es, seinem Leben einen sinnvollen Rhythmus zu geben.

Der Benediktiner Anselm Grün rät, genau hinzuhören, um herauszufinden, was eine »Krankheit sagen möchte«. Grün: »Einer sagt: ›Ich habe die Nase voll‹ und zeigt, dass er damit überfordert ist. Ein anderer sagt: ›Ich bin verschnupft‹, und weist damit auf eine Kränkung hin, auf die er allergisch reagiert.« Wer sich als »erkältet« bezeichnet, leide möglicherweise auch unter sozialer Kälte, während einer, der sich »angesteckt« hat, wohl eher die »Distanz« suche.

Krankheit als Herausforderung und Leiden als Chance

In der Bibel wird Krankheit auch als Chance zur Umkehr verstanden. Jesus heilte unzählige Menschen. Und er heilte sie ganz. Nach der Begegnung mit ihm konnten sie nicht nur sehen, hören oder gehen, sondern hatten auch ein neues Bewusstsein.

Eine Krankheit ist nicht nur negativ zu bewerten, gibt Pater Anselm zu bedenken. Oft löst sie verhärtetes Verhalten, macht weicher und verständnisvoller für das Leid anderer. Krankheiten fordern uns auf, achtsamer mit uns umzugehen. Und wer zum Beispiel selbst einmal Schwierigkeiten beim Gehen gehabt hat, der kann eher die Probleme von Menschen nachempfinden, die dauerhaft gehbehindert sind.

Krankheiten können auch die Folge von unterdrückten Bedürfnissen sein. Einem ruhelosen Leben etwa wird so eine Art Zwangspause verpasst. Manchmal bewahrt eine Erkrankung uns sogar vor Schlimmerem. Nicht krank sein zu können ist vielleicht selbst schon eine Krankheit, meint Grün, und oft genug trete dann plötzlich, nach jahrelanger scheinbarer Gesundheit, ohne jede Vorwarnung ein Herzinfarkt ein.

Aus einer überstandenen Krankheit kann man auch gestärkt hervorgehen. Man merkt wieder, was wirklich

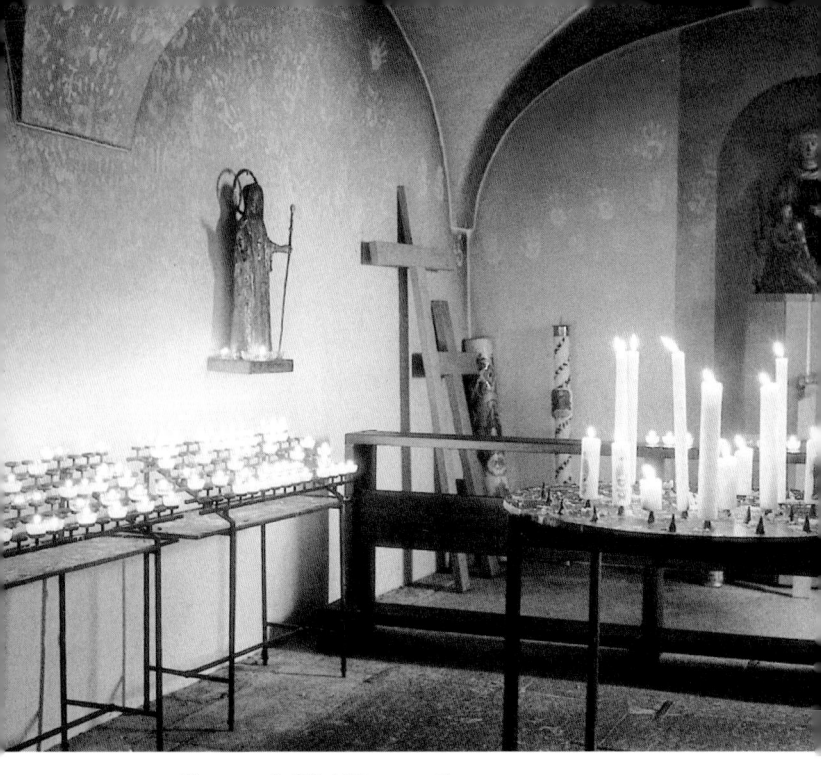

Kerzen als Fürbitten zur Genesung

wichtig ist, und wird dankbar für Dinge, die man vorher selbstverständlich fand. So sagte eine Mutter einmal in einem Zeitungsinterview nach einer schweren Leberinfektion: »Ich genieße es so sehr, wenn ich meinem Kind auf dem Spielplatz zusehe. Vorher hat mich das immer genervt.«

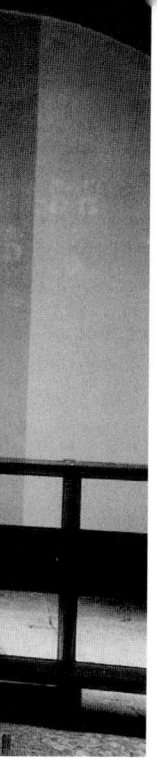

Was Nonnen und Mönche empfehlen, um gesund zu bleiben

Wenn Sie gesund bleiben wollen, sollten Sie nach dem natürlichen Rhythmus leben. Das wusste schon der heilige Benedikt. Pater Pausch rät deshalb, auch die Jahreszeiten so bewusst als nur möglich zu erleben: »Die Erfahrung von Wachstums-, Reifungs- und auch Alterungsprozessen tut dem Menschen gut.« Im Winter beispielsweise hat unser Körper ein großes Bedürfnis nach mehr Ruhe. Wer in dieser Zeit bevorzugt in die Tropen fliegt, »kann sich im Leben wohl nur schwer zurückziehen, um zur Ruhe zu kommen«.

- Nutzen Sie die Heilkräfte der Natur. Menschen, die in ihren Büros Pflanzen beherbergen, fühlen sich einer Studie zufolge ausgeglichener als ihre Kollegen in Räumen ohne Grün. Patienten, die von ihren Zimmern auf Bäume sehen, genesen schneller als andere, die nur Häuser vor dem Fenster haben. Hildegard von Bingen empfahl beispielsweise bei

Ganzheitliche Lebensführung

Augenleiden, eine grüne Wiese zu betrachten. Für die medizinkundige Benediktineräbtissin des Mittelalters lagen eben die stärksten Heilkräfte in der Schöpfung selbst.

- Nehmen Sie sich Zeit für gesunde Bewegung, ob durch häufige Spaziergänge oder ausgiebige Fahrradtouren.
- Denken Sie an Ihre Entspannung – und üben Sie Geduld, eine der wichtigsten Tugenden überhaupt. Leisten Sie sich den »Luxus«, eine Grippe im Bett auszukurieren, anstatt sich selbst aus Furcht vor dem Arbeitgeber oder Selbstüberschätzung zu überfordern. Damit verhindern sie schlimmere Folgekrankheiten.
- Machen Sie sich keine übertriebenen Selbstvorwürfe, wenn Sie krank sind. Zur Genesung gehört auch die Eigenliebe. »Freunde oder Angehörige sollten vorsichtig mit vorschnellen und möglicherweise kränkenden Interpretationen sein«, warnt Pater Anselm Grün: »Je näher ich einem Menschen stehe, desto stärker verbiete ich mir eine Deutung seiner Krankheit. Denn damit helfe ich ihm nicht. Ich muss erst das Geheimnis seiner und meiner Krankheit aushalten. Erst dann kann ich behutsam fragen: Was will mir die Krankheit sagen? Was will mir Gott durch die Krankheit sagen?« Denn trotz aller Selbst-

heilungskräfte in uns sind wir keine Übermenschen. Nonnen und Mönche vergessen nie: Es braucht immer die Mithilfe von Gott.
- Setzen Sie sich mit den Themen Krankheit und Tod konstruktiv auseinander. Denn die Verdrängung führt nur dazu, dass die Angst vor möglichen Gesundheitsstörungen unbewusst wächst.

Mönche bei der Messe: Was will mir die Krankheit sagen?

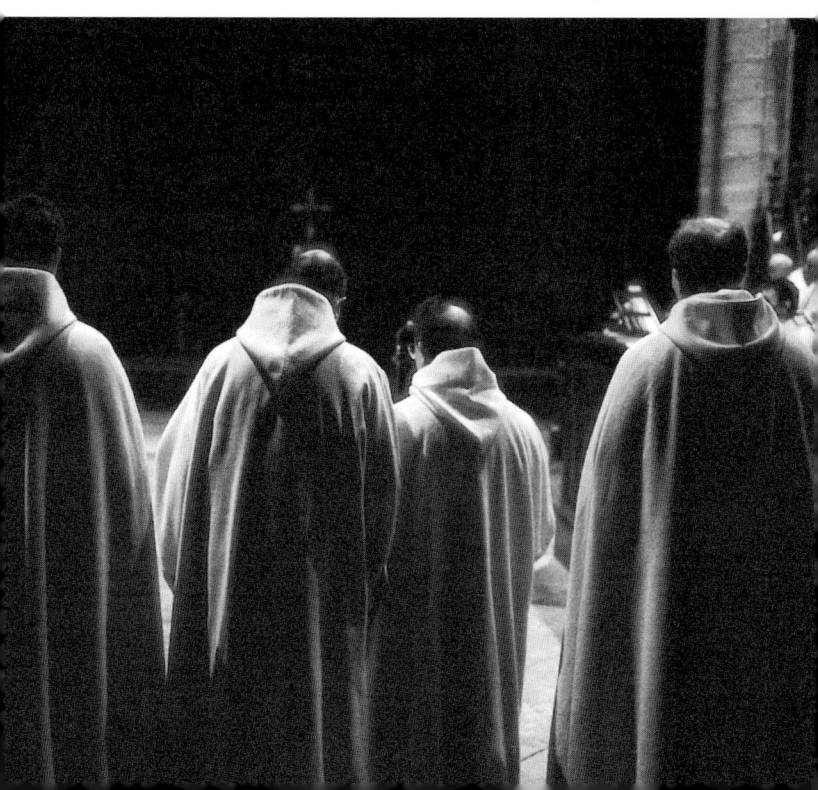

Wie Sie Angst meistern können

Angst ist eines der zentralen Gesundheitsprobleme überhaupt und über das persönliche Befinden hinaus eines der Hauptprobleme unserer Zeit. Millionen von Menschen leiden unter Angst vor dem Versagen, Angst, nicht geliebt zu werden, Angst vor Verlusten, Angst, sich zu blamieren – und sogar unter der Angst, etwas zu versäumen. Angst schwächt das Immunsystem, kann Schwindelgefühle und Herzrasen hervorrufen und Auslöser vieler anderer Krankheiten sein.

Nonnen und Mönche laden ihre Ängste im Gebet, beim Singen der Psalmen und in ihrer Meditation bei Gott ab. Das macht sie ruhiger und gibt ihnen Hoffnung. Sie stärken sich im Gottesdienst und in der Eucharistie, und sie verbieten sich, dass ihnen die Sorgen über den Kopf wachsen und zerstörerische Ängste daraus werden. Die Ordensleute nehmen die Worte Jesu ernst, der in seinem Gleichnis empfiehlt: »Seht die Raben: Sie säen und sie ernten nicht, sie haben keinen Speicher und keine Scheune – Gott ernährt sie … Wer von euch kann mit all seiner Sorge sein Leben auch nur um eine kleine Zeitspanne verlängern?« (Lk 12,24–25)

Und weil die Ordensleute keine Reichtümer anhäufen, sondern sich der Armut verpflichtet haben, müssen sie sich, zumindest ihren Idealen gemäß, praktischerweise auch nicht um ihr Geld sorgen. Weil sie nichts von Karriere und Macht halten, müssen sie noch nicht einmal um den Verlust ihrer Macht fürchten. Weil sie sich der Wahrheit verpflichten, müssen sie, wenn sie sich daran halten, auch nicht Angst haben, als Lügner entlarvt zu werden.

Hinter vielen Ängsten verbirgt sich die Angst vor dem Sterben. Wer den Tod nicht fürchtet, ihn wie ein Ettaler Mönch als »Tür zu einer anderen Welt« betrachtet, wird auch mit gesundheitlichen Belastungen besser zurechtkommen.

Übung

Gelassenheit und Entspannung sind so wichtig wie Vitamine. Diese Entspannungsübung ist ganz einfach und praktisch. Sie können sie überall, selbst an der Bushaltestelle, im Stehen oder Sitzen trainieren und damit lästige Wartezeiten nutzen. Spannen Sie jeden Muskel erst bewusst an und lockern Sie ihn dann wieder. Alles ganz einfach – aber sehr wirkungsvoll.

Was Dr. Benedikt empfiehlt

Der heilige Benedikt gibt in seinem Regelwerk immer auch ganz konkrete Anleitungen, um seine Mitbrüder die Kunst des Lebens zu lehren. Niemals will er dabei alle über einen Kamm scheren. »Jeder hat seine Gabe von Gott«, sagt er, »der eine so, der andere so.« Was für jenen zu viel ist, kann für den anderen schon zu wenig sein. Die meisten seiner Ratschläge allerdings, die er als »Werkzeuge« bezeichnet, haben eine übergeordnete Gültigkeit:

- Gott, den Herrn, lieben mit ganzem Herzen, mit ganzer Seele und mit ganzer Kraft.
- Ebenso: Den Nächsten lieben wie sich selbst.
- Alle Menschen ehren. Und keinem anderen antun, was man nicht selbst erleiden möchte.
- Den Leib in Zucht nehmen.
- Sich Genüssen nicht hingeben.
- Das Fasten lieben.
- Kranke besuchen.
- Bedrängten zu Hilfe kommen.
- Trauernde trösten.
- Den Zorn nicht zur Tat werden lassen.
- Keine Arglist im Herzen tragen.
- Nicht unaufrichtig Frieden schließen.
- Von der Liebe nicht lassen.

- Nicht stolz sein, nicht trunksüchtig, nicht gefräßig, nicht schlafsüchtig, nicht faul sein, nicht murren.
- Den unberechenbaren Tod täglich vor Augen haben.
- Das eigene Tun und Lassen jederzeit überwachen.

Heiße Steine

Warm, weich, wohlig – und völlig schwerelos fühlt man sich bei einer Schlammpackung im Wasserbett im Heilbad Krumbad. Der pulverisierte, mineralhaltige Badstein (Peloidstein), mit dem man eingerieben wird, wirkt nachweislich heilend – vor allem bei Arthrose, Rheuma und Erschöpfungszuständen. Der Kurbetrieb für Kneipp-Naturheilverfahren liegt zwischen Augsburg und Günzburg. Die Anlage ist idyllisch in Wäldern und Wiesen eingebettet. In ihrem Sanatorium verwöhnen die Franziskanerinnen und weltliche Angestellte die Patienten auf der ganzen Linie. Bei Kneipp-Güssen, Wassergymnastik, Schlammkneten, aber auch Klang- und Aromamassagen können Kurgäste und Kurzbesucher neue Kräfte schöpfen. In der La-Stone-Therapie, die aus Amerika kommt, wird der Körper mit 60 Grad heißen und kalten Basaltsteinen massiert. Die Tiefenwärme sorgt für die vollkommene Entspannung.
(Adresse, siehe Anhang)

Lektion II
Vom Leib und von der Seele

»*Die innere Einstellung ist das Wichtigste.
Die Medikamente kommen lediglich dazu.*«

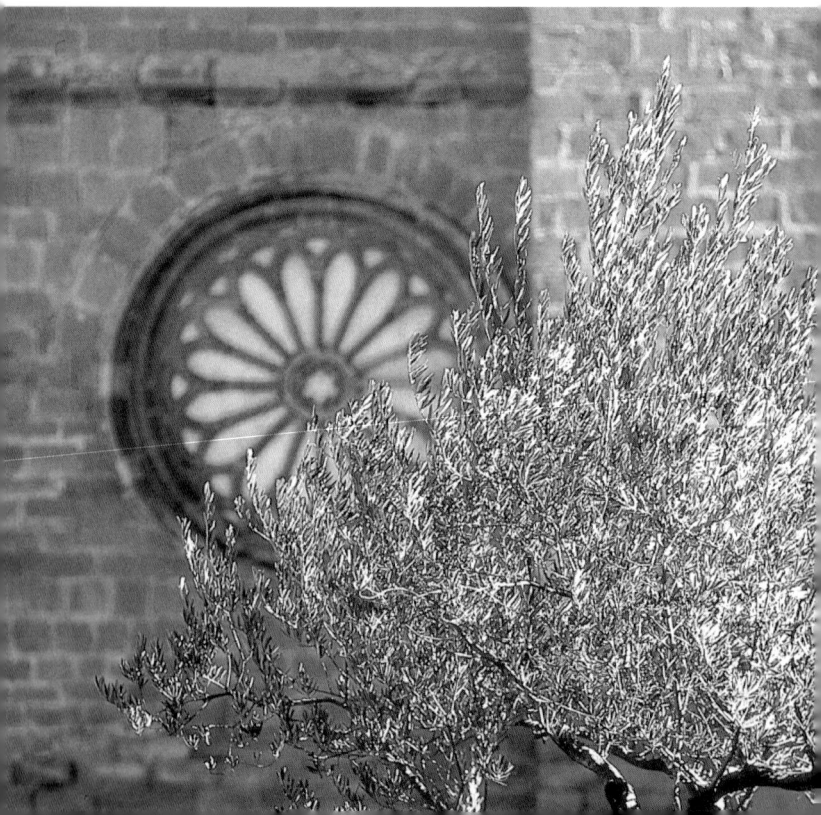

Und wie Sie beides in Einklang bringen können

> »Sei freundlich zu deinem Leib, damit die Seele Lust hat, darin zu wohnen.«
>
> Teresa von Avila

Oft sind es die ganz kurzen Momente, die sich sehr dauerhaft ins Gedächtnis eingraben und lange nachwirken. So, als wir durch den Klostergarten flanierten und Schwester Teresa mir die großflächige Anlage erklärte. Von irgendwoher lief uns eine Mitschwester über den Weg, und auf das Thema Gesundheit angesprochen, rief sie impulsiv aus: »Ach, wissen Sie, die innere Einstellung ist das Wichtigste. Alles andere, die Behandlungen und Medikamente, das kommt dann nur noch dazu.«

Die Einheit von Leib und Seele

In Oberzell gibt es täglich kleine Wohltaten für den ganzen Menschen. Vom liebevollen Blumenschmuck am Esstisch angefangen, den heilsamen Bildern und

Symbolen an jeder Ecke bis hin zu freundlichen Aufmerksamkeiten. Selten habe ich so oft etwas im Vorbeigehen geschenkt bekommen wie während meines Aufenthalts in diesem Kloster, sei es eine duftende Rose oder frisch gepflückte Pflaumen.

»Wir Menschen bilden eine Leib-Seele-Einheit«, sagt Schwester Veridiana in ihrem gemütlichen Arbeitszimmer. »Das verrät ja schon die Sprache. Wir reden zum Beispiel davon, dass wir verspannt sind oder dass uns etwas auf den Magen schlägt.« Stets sei mit dem körperlichen Befinden auch unser seelischer Zustand gemeint. Die Generaloberin sieht deshalb ihre Aufgabe wesentlich weiter gefasst, als es die meisten Manager in den weltlichen Firmen tun. Für sie sei es wichtig, »achtsam zu sein. Wenn jemand Probleme hat, muss ich dafür ein Auge haben«, betont sie. »Ich bin nicht nur Managerin, sondern ich bin auch Seelsorgerin.« Schwester Veridiana weiß, wie krank machend Spannungen unter verschiedenen Personen sein können: »Ich merke, wie sehr es die Schwestern erleichtert und es ihnen auch weiterhilft, wenn Probleme an- und ausgesprochen werden.«

Entschuldigungen und Gesten der Versöhnung für Beleidigungen oder Respektlosigkeiten, die den Körper ebenfalls krank machen können, spielen eine nicht zu unterschätzende Rolle für das leib-seelische Gleichgewicht. Gute Worte heilen seelische Verletzungen wie Balsam. Der heilige Benedikt etwa empfahl daneben noch ein weiteres Heilmittel, nämlich die »Salbe der Ermahnung«, um »eigene und fremde Wunden zu heilen, ohne sie aufzudecken und bekannt zu machen«. Und Pfarrer Kneipp, der seine Behandlung auf dem ganzheitlichen Prinzip aufbaute, vermutete eine seelische Störung, wenn ein Patient einfach nicht gesund werden konnte. In diesen Fällen bot der Priesterarzt den Kranken die Beichte an, denn er wusste aus Erfahrung, dass die Belastung durch eine begangene Schuld die Genesung verhindern konnte.

Wie Sie über den Körper die Seele heilen können

Genauso wie sich der Körper über die Seele heilen lässt, kann auch die Seele über den Körper Heilung bekommen. »Zwischen den Gefühlen des Menschen und den Organen seines Leibes gibt es Zusammenhänge, die wahrscheinlich sehr viel enger sind, als manche glauben«, betont der Mönch Johannes Pausch. Stoffwechselkrankheiten wie Diabetes können die psychische Verfassung des Menschen schwer beeinträchtigen. Ein Patient mit Unterzucker, der in diesem

Zustand wegen jeder Kleinigkeit einen Wutausbruch bekommt, wird mit der richtigen Insulindosis auch seelisch wieder ins Lot kommen. Eine Frau mit Schilddrüsenproblemen kann ihr Gleichgewicht erst finden, wenn der Arzt durch eine Behandlung die Hormone in Balance bringt.

»Bloße Gedanken allein reichen oft nicht aus, um der Seele Gutes zu tun, immer ist auch der Leib beteiligt. Deshalb ist Seelsorge auch Leibsorge«, so der Benediktiner. »Wer etwas für seine Seele tun will, muss gleichzeitig auch etwas für den Leib tun – und umgekehrt.« Der Pater nennt ein einfaches Beispiel für diesen Hin-

Ein Wunder

Einer der berühmtesten Ärzte des 10. Jahrhunderts war Notker aus St. Gallen, der eine Art Prominentenpraxis betrieb. Der misstrauische bayerische Herzog Heinrich wollte dessen Fähigkeiten erst einmal testen. Er soll dem Benediktiner ein Fläschchen mit Urin zur Analyse geschickt haben, das von seinem Kammerfräulein stammte. Der Mönch diagnostizierte daraufhin ein Wunder, denn der Herzog sei schwanger. Herzog Heinrich war überzeugt und ließ sich von Notker behandeln.

weis: »Wenn du jemandem einen Stuhl anbietest, tust du nicht nur seinem Leib etwas Gutes, sondern auch seiner Seele.«

Von der Heilkraft der Gefühle und Gedanken

Das Begreifen der Einheit von Leib und Seele galt bis in die Neuzeit hinein als Voraussetzung für das Verständnis von Medizin überhaupt. Zur *cura animae*, der Sorge um die Seele, gehörte für den Oberen einer Klostergemeinschaft ganz selbstverständlich die *cura corporis*, die Sorge um den Körper. Ein Körper kann nicht ganz gesunden, wenn nicht auch Geist und Seele gereinigt werden. Wird eine Seite ignoriert, leidet auch die andere.

Für Hildegard von Bingen wirkt die Seele in jedem einzelnen Teil des Körpers und belebt ihn. »Was der Saft im Baum ist, das ist die Seele im Körper, und ihre geistigen Kräfte entfaltet sie wie der Baum seine Gestalt.« Unsere Gefühle wirken sich auf die Gesundheit aus. Wir zerbrechen uns den Kopf über eine Sache und reagieren tatsächlich mit Migräne auf ein Problem, der Stress schlägt uns auf den Magen. Die negative Wirkung von Stress,

Ärger oder Trauer auf den Körper ist medizinisch nachgewiesen. Stress – dazu gehören auch Angst und Ärger – ist beispielsweise ein großer Risikofaktor für Herz-Kreislauf-Erkrankungen.

Schon Benedikt von Nursia warnte in seiner Regel die Mönche: »Dazu mahnen wir vor allem: Man unterlasse das Murren.« Wer sich dauernd ärgert, so betont Pater Anselm Grün, der wird irgendwann krank. Rücksichtnahme und Freundlichkeit wirken dagegen gesundheitsfördernd. In seiner Regel ermahnte Benedikt den Cellerar, niemanden traurig zu entlassen: »Kann er einem Bruder nichts geben, dann schenke er ihm wenigstens ein gutes Wort. Es steht ja geschrieben: ›Ein gutes Wort geht über die beste Gabe.‹«

Von der Heilkraft der Freude

Als das beste Heilmittel überhaupt gab es für Hildegard von Bingen nur eines: Freude. Die pure Lebensfreude und die Freude über die Schöpfung speist sich für die Heilige dabei aus Gott, der mit seiner Liebe im wahrsten Sinne des Wortes »heilfroh« macht. Nicht von ungefähr beendete deshalb auch der heilige Franz von Sales, dessen Glaube von weltbejahender Freude ge-

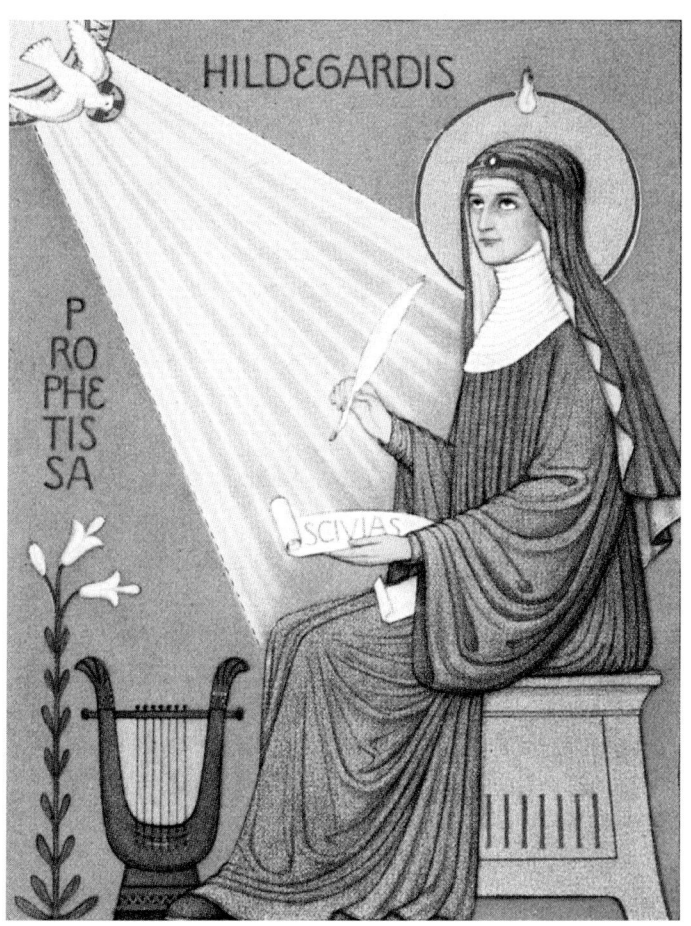

Hildegard von Bingen

prägt war, seine Briefe häufig mit den Worten: »Leben Sie frohgemut!«

Ausdruck des Frohsinns ist das Lachen, dessen heilsame Wirkung in manchen Kinderkliniken eingesetzt wird. Wenn der Clown zu Besuch kommt, geht es den kranken Kindern insgesamt besser. Nicht nur Kindern, auch Erwachsenen helfen lustige Gesellschaft, ein komischer Film, eine heitere Geschichte.

Mittlerweile beschäftigt sich ein eigener Forschungszweig, die Gelotologie, mit der Wirkung des Humors. Eines der Ergebnisse: Lachen senkt nicht nur die Schmerzempfindlichkeit, sondern auch erhöhten Blutdruck, kräftigt das Herz und normalisiert den Atemrhythmus.

Von der Heilkraft der Musik

Ordensleute nutzen zahlreiche Möglichkeiten, Körper und Seele Gutes zu tun. Warum sonst sollten sie die Liebe etwa zu den Chorälen pflegen? Ist Musik nicht ein Grundbaustein des Universums (Christus als *summus musicus*), der für unser heiles Leben unerlässlich ist? Hat sie nicht ungemein therapeutische Kraft? Sicherlich, es gibt auch krank machende Musik, aber wenn sie gut ist, löst sie nicht nur Freude aus, positive

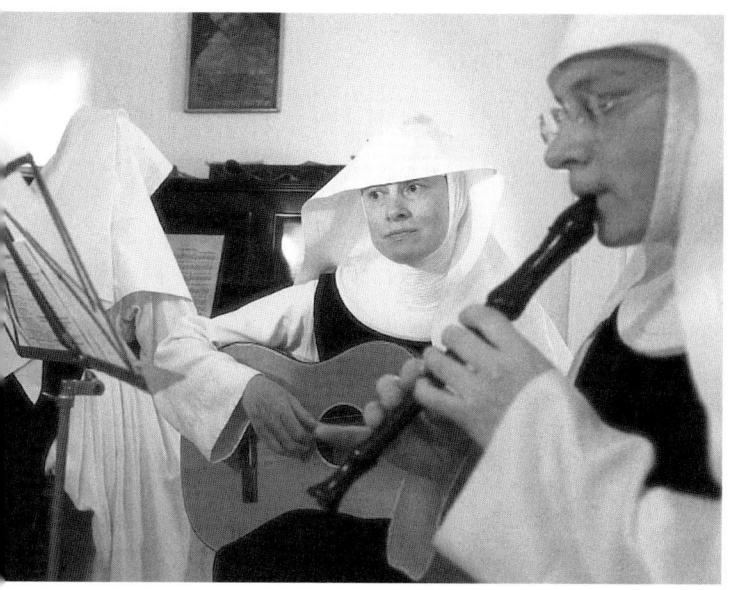

Musizierende Nonnen im Kloster Lichtental

seelische Stimmungen, die uns gut tun und die uns kräftigen, sondern sie hat auch – wenn wir in Unordnung sind – regelrechte Heilwirkung.

Nicht umsonst wird in den Stundengebeten so viel gesungen. Nicht umsonst ist der gregorianische Choral für die Feier der Eucharistie von alters her den Mönchen zur Pflege aufgegeben. Es ist nicht nur Weltmusik, es ist göttliche Musik, die Vorwegnahme himmlischer

Gefilde. Etwas strömt durch den Körper, das uns wohl tut, unseren Atem belebt und unsere Organe massiert. Und es erfasst nicht nur den Körper, sondern die Sinne, sphärische Klänge, die uns in eine andere Dimension erheben (und uns dabei auch mancher Sorgen entheben, die gerade im Begriff waren, uns krank zu machen; wir stehen dann großartig über den Dingen, über manchem kleinlichen Ärger auch, der es nicht wert ist, behalten zu werden). Nicht umsonst spricht man von der Kraft der Musik, die sich wie Balsam um unsere Seele legt und sie regelrecht salbt. Die größten Komponisten haben dies speziell in den wunderbaren Marienliedern zur höchsten Kunst gebracht.

Für Schwester Judith in Oberzell ist die heilsame Wirkung des Psalmensingens eines der ganz großen Geheimnisse aus der Lebenskunst des Christentums. Aufrecht mit kerzengeradem Rücken sitzt sie bei unserem Gespräch. Sie ist voll konzentriert und wirkt doch nicht steif. Sie habe immer auf Haltung geachtet, meint sie. Kreuzschmerzen seien ihr fremd. Psalmensingen habe eine heilende Wirkung, die manches Arztrezept überflüssig mache. Schwester Judith: »Die Psalmen sind unser tägliches Brot. Es wird gewissermaßen in einem alten Ofen gebacken, aber die Texte haben nichts an Wirkkraft eingebüßt.« Am Anfang sei der Text meist so, dass man auch mal mit Gott streiten und dabei

Aggressionen abbauen kann. »Oft geht der Psalm kritisch los und die Aggressionen werden dann Schritt für Schritt abgebaut. Am Schluss gehe es immer wieder, wie in einem Märchen, gut aus«, erklärt mir die Musikliebhaberin.

Die Psalmen spiegeln die Erfahrungen des Volkes Israel durch die Jahrhunderte hindurch; ihre Themen sind Flucht, Krieg, Schuld, Glanz und Niedergang der Städte. Es finden sich alle möglichen Situationen des menschlichen Lebens darin, Liebe und Hass, Glück und Leid, Leben und Tod, Vertrauen und Hoffnung auf Gott. »Darum«, so betont der Benediktiner Nikolaus Nonn, »wird in den Psalmen gejubelt und geflucht, gepriesen und geklagt, gehadert und gedankt …«

Aber auch »die Psalmtöne«, sagt Schwester Judith, »sind etwas ganz Besonderes. Sie wirken oft noch später nach und ziehen beim Singen den ganzen Körper herauf.« Der Wechsel in der Körperhaltung, das Verbeugen, das aufrechte Stehen, alles habe eine wohltuende Wirkung auf die einzelnen Organe. »Ganz wichtig ist die Pause zwischen den Versen. Dadurch bekommt der Atem einen anderen Rhythmus«, betont die Franziskanerin. Überhaupt atme man anders beim Singen. Schwester Judith weiß es aus Erfahrung: »Die meditative Wirkung gibt dem Tag eine andere Struktur.«

Vom Leib und von der Seele

Von der Heilkraft der Barmherzigkeit

Eine besondere Bedeutsamkeit für eine Genesung messen die Ordensleute der Barmherzigkeit bei, dem einfühlsamen, freundlichen Umgang mit dem Kranken. Wer einmal selbst erlebt hat, wie schnell ein kranker Mensch, der im Krankenhausbett immer schwächer und elender wurde, in liebevollem Umfeld wieder gesund werden kann, zweifelt nicht mehr daran.

In der Sprache Hildegard von Bingens ist Barmherzigkeit »des Königs schönste Freundin«. Die Barmherzigkeit leidet mit denen, die arm dran sind (*miseriis compatiens*), verhält sich wie der Samariter (*imitans Samaritanum*) und verkörpert die reine Mitmenschlichkeit (*cooperiens hominem*). Ohne die misericordia würde die Herzenshärte (*obduratio cordis*), die in der Welt vorherrscht – Kälte, Egoismus und Hartherzigkeit – siegen. In Hildegards *Buch der Lebensverdienste (Liber Vitae meritorum)* jubelt die Figur der Barmherzigkeit: »Übervoll ist mein Herz, jedwedem Hilfe zu schenken. Ich nehme Rücksicht auf alle Not. Den Gebrechlichen helfe ich auf und führe sie zur Genesung. Heilsamer Balsam bin ich für jedes Weh und meine Worte tun wohl.« Für Hildegard ist es das »Übel aller Übel«, wenn »man nicht mehr auf die Gesundheit seines Nächsten bedacht ist und für keinen Menschen mehr Barmherzigkeit aufbringt«.

Die liebevolle Fürsorge, die in jedem Kranken den leidenden Christus sieht, war das Kennzeichen und die besondere Eigenleistung der Klostermedizin, »ein ethisches Prinzip therapeutischer Zuwendung, durch welches die Heilkunde des christlichen Abendlandes weit über die Heiltechniken der Antike hinauswuchs«, wie der Hildegard-Experte Heinrich Schipperges betont. Sie kommt noch vor der Anwendung von Kräutern und Heilmitteln.

Liebe und Zuneigung tun im wahrsten Sinne des Wortes dem Herzen gut. Nach Aussage des Welt-Herz-Verbandes führen positive soziale Kontakte beispielsweise zu einem besseren Überleben nach dem Herzinfarkt und sind auch für die Vorbeugung extrem wichtig.

Wie wir mit Leid richtig umgehen können

Um das Leid kommt keiner herum, auch wenn das eine ziemlich unpopuläre Vorstellung ist. Nicht nur im Christentum, auch im Buddhismus hat das Leiden und seine Überwindung eine Schlüsselfunktion, selbst wenn der Weg hierzu in der asiatischen Religion sich nicht auf eine Erlösung durch einen liebenden Gott, sondern nur auf die Kraft der eigenen Person bezieht. Die Botschaft der Christen klingt in der Tat paradox: durch das Kreuz zum Heil, durch die Dunkelheit zum Licht.

Das Bild des Kreuzes ist unendlich vielfältig und in seiner Tiefe kaum auszuleuchten. Christen sehen im Leiden auch eine Chance, stärker zu werden oder neue Sichtweisen zu gewinnen. So gesehen gibt es ohne

Wallfahrt zum Kloster Andechs

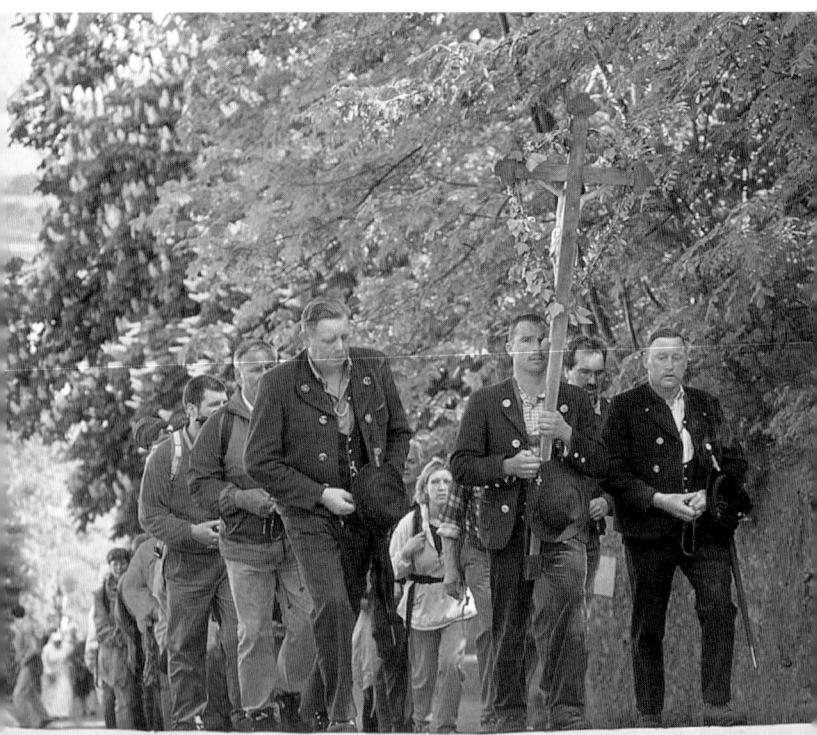

Leiden keine Gesundheit, keine Reinheit für Geist und Seele und Leib; so wie ein Fieber die Abwehrkräfte steigert. Oft bewirkt Leiden eine Katharsis, eine Reinigung von den Giften, die wir aufnehmen, auch dem Gift in unserem Kopf, und vom Zivilisationsmüll, den wir um uns herum aufgetürmt haben und an dem wir gelegentlich schon fast zu ersticken drohen. Eine Reinigung, die wir von Zeit zu Zeit so dringend brauchen und die von der Seele (nach einem Zusammenbruch) manchmal regelrecht eingefordert wird.

Unter den Mönchen sind viele, wie Ignatius von Loyola, die durch eine eigene Leidensgeschichte erst ihren Weg erkennen konnten. Für den Gründer des Jesuitenordens, der zunächst als spanischer Offizier kämpfte, war die Genesung von einer schweren Verwundung der Auslöser zu seiner Bekehrung. Aber Ignatius sprach dann immer auch von den guten Tröstungen von oben, die er in seinen Schmerzenszeiten erhalten hätte und die so »süß« waren, dass er dafür das Leiden manchmal ganz gerne in Kauf nahm.

Ein anderes Beispiel ist die Karmeliterin Edith Stein. Die Nonne, die als Tochter jüdischer Eltern nach einer Zeit der Religionslosigkeit zum katholischen Glauben übergetreten war, bezeichnete »Kreuz und Nacht« als den »Weg zum himmlischen Licht«. Bevor Edith Stein zusammen mit ihrer Schwester Rosa im Konzentrationslager Auschwitz ermordet wurde, schickte sie vom Sammellager Westerbork aus einen Zettel mit einer letzten Nachricht an ihre Äbtissin. »Eine *Scientia Crucis* (*Kreuzeswissenschaft*) kann man nur gewinnen«, hielt sie darauf fest, »wenn man das Kreuz gründlich zu spüren bekommt. Davon war ich vom ersten Augenblick an überzeugt und habe von Herzen: Ave, Crux, spes unica (Gegrüßt seist du, Kreuz, unsere einzige Hoffnung) gesagt!«

Von der Heilkraft des Betens

Für Nonnen und Mönche ist Gesundheit ohne Beten geradezu unmöglich. Sie »heiligen«, also »heilen« ihren Tag nicht von ungefähr bereits durch die Stundengebete, die sie für ihre Ausgeglichenheit, für ihr persönliches Wohlbefinden, für das Finden ihrer Position im ganzen Kreis des Kosmos für unerlässlich halten. Beten, so meinte etwa der heilige Franz von Sales, sei obendrein »das wirksamste Mittel« gegen Traurigkeit. Schließlich rate auch der heilige Jakobus: »Ist jemand traurig unter euch, so bete er.«

Beten muss man üben, wie der Religionsphilosoph Romano Guardini klar macht, wenn er sagt: »Herr, lehre uns beten. Lehre mich einsehen, dass ohne Gebet mein Inneres verkümmert und mein Leben Halt und Kraft verliert.« Auch Edith Stein, »die große Beterin«, zog zeitlebens ihre ganze Energie und Lebenskraft aus dem Gebet: »Das Gebet ist der Verkehr der Seele mit Gott.« Und sie hält das Gebet sogar für »die höchste Leistung, deren der Menschengeist fähig ist«.

Beten ist Prophylaxe. Es beugt dem Krankwerden vor. Und wenn nichts mehr hilft als »nur noch beten«, dann nannte man das im Volksmund früher zu Recht auch »gesundbeten«.

Übung

Überlegen Sie einmal, ob bei Ihnen Leib und Seele wirklich jeweils die Zuwendung erhalten, die sie benötigen. Hier ein paar Anregungen:

- *Vielleicht ziehen Sie sich in einer Pause zurück, setzen sich beispielsweise in eine Kirchenbank und genießen die wohltuende Stille und Andacht.*
- *Beten Sie doch einmal einen Rosenkranz und spüren Sie die ungeahnt beruhigende Heilwirkung dieses geheimnisvollen Gebetes auf die Seele.*
- *Meditieren Sie vor einer Kerze, einem Bild oder während eines Spaziergangs im Wald.*
- *Oder planen Sie einmal den Besuch in einem Kloster ein und erleben Sie selbst, wie wohltuend ein Spaziergang durch einen duftenden Klosterkräutergarten sein kann.*

Lektion III
Vom Maß und von der Mitte

Nonnen auf dem Weg ins Refektorium, Kloster Chamberaud

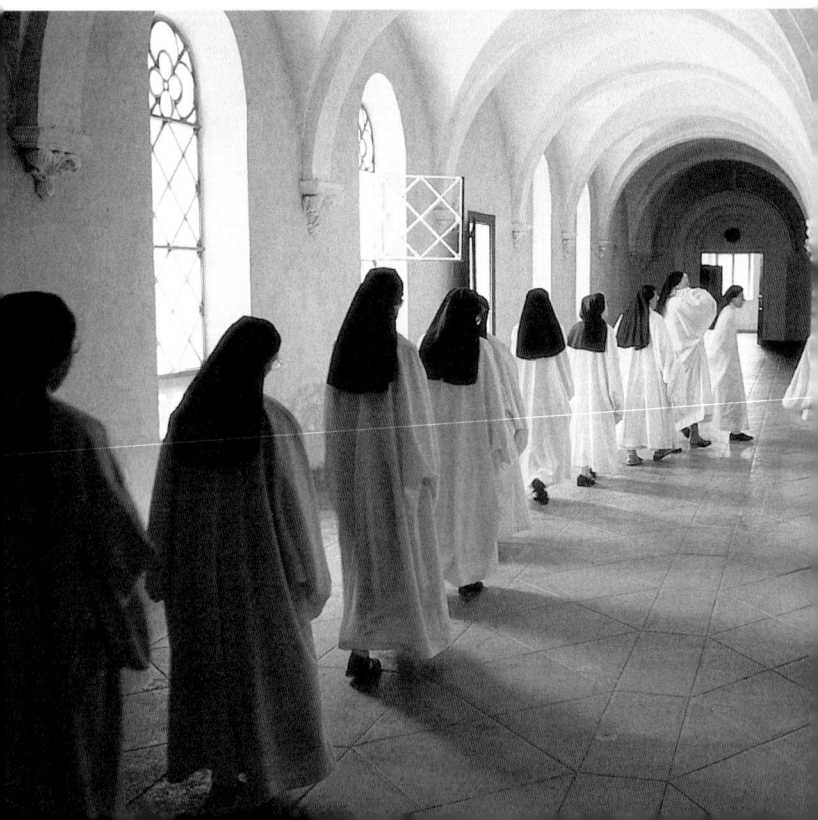

Wie Sie wieder ins Gleichgewicht kommen und zu einem ausgeglichenen Leben finden können

> »NICHTS STEHT SO IM GEGENSATZ ZU EINEM CHRISTEN WIE UNMÄSSIGKEIT.«
> Benedikt von Nursia

Es ist ein wunderbarer Abend. Ein leichter Wind spielt in den Blättern, es duftet nach Kräutern und die Luft ist angenehm warm. Schwester Teresa und eine Mitschwester schlendern mit mir nach dem Abendessen durch den Klostergarten. »Vielleicht wollen Sie sich ja auch einmal ohne mich unterhalten«, wirft Schwester Teresa sanft ein und will sich schon zurückziehen. Wir protestieren – und Schwester Teresa lächelt und bleibt. Die Szene hat mich hellhörig gemacht. Immer wieder fühlt die Franziskanerin vor, ob mir nichts zu viel wird – oder etwas zu wenig ist. Wenn sie mir von ihrem Konvent erzählt, macht sie zwischendurch Pausen und ermuntert mich, es nur zu sagen, wenn ich mich nicht mehr konzentrieren könne. Immer lotet sie das richtige Maß aus und bringt mich durch ihre Zwischenfragen zum Nachdenken.

Was ist das richtige Maß für mich? Wo sind Pausen angebracht? Wo ist ein Gespräch zu lang? Stelle ich zu viele Fragen oder zu wenige? Esse ich zu viel, zu schnell? Selten habe ich so oft über die Ausgewogenheit nachgedacht und mir fällt auf: Auch in der Wahl ihrer Worte sind die Schwestern vorsichtig und behutsam. Sie überlegen in Ruhe, bevor sie etwas sagen, und ihre Antworten passen zu den Fragen – nicht mehr, aber auch nicht weniger.

Maß und Mitte bei Benedikt

Die Wiederentdeckung von Maß und Mitte ist der zentrale Punkt in der Lebensregel des heiligen Benedikt – und mit Sicherheit auch der Grund für den unglaublichen Erfolg seiner Prinzipien, die dann letztlich zur Orientierung für alle Orden wurden. Nicht umsonst nennt der Vater der Mönche das rechte Maß »die Mutter aller Tugenden«. »In allem halte Maß«, fordert er und meint damit: das Essen, Reden, Arbeiten, Schlafen, Entspannen, die Bewegung – eben einfach alles. Heute könnte man noch hinzufügen: Halte Maß bei der

Geschwindigkeit, halte Maß mit Lärm und Tempo und im Umgang mit Ressourcen wie Energie und Wasser.

Auch wenn manche Maßhalten als spießig empfinden, ohne das rechte Maß wird sich keine Mitte finden lassen, auch nicht die eigene. Es sind die beiden Seiten einer Medaille, die unmittelbar zusammengehören. Maß und Mitte, das ist die Kunst, in allem das Gleichgewicht, den unsichtbaren Dreh- und Angelpunkt, zu finden.

»Maß zu halten ist eine Kardinaltugend, eine Grundhaltung, um die sich alles dreht«, betont die Generaloberin. Das gelte für alle Bereiche. »Für uns bedeutet das beispielsweise ganz konkret, sich nicht voll zu stopfen, wenn es etwas Gutes gibt, oder fast nichts zu essen, weil es nicht schmeckt«, erklärt Schwester Veridiana. Sie sieht die Forderung nach Maß und Mitte noch weiter gefasst: »Wir zählen zu dem Drittel aller Menschen, das im Überfluss lebt, und es ist mir sehr wichtig, die ganze Welt im Blick zu haben.«

Dazu gehöre, dankbar zu sein, dass wir haben, was wir brauchen, aber auch anderen zu helfen, die nichts bekommen. »Das Gesamtgleichgewicht«, so ist die Schwester überzeugt, »muss weltweit wieder hergestellt werden.«

Wenn Maß und Mitte gestört sind

»Eine maßvolle, ausgewogene Lebensweise scheint in unserer Gesellschaft außer Übung gekommen sein. Man muss regelrecht auf die Suche gehen, um das gute Maß zu finden«, hat Pater Pausch beobachtet. Die Folgen von Unausgewogenheit machen krank und zerstören uns und die Schöpfung. Ob Klimakatastrophe, Umweltverschmutzung, Lebensmittelskandale, Terrorismus oder Kriege – alles ist die krank machende und lebensbedrohende Folge eines gestörten Gleichgewichts. Ess-, Sucht- oder Stresskrankheiten haben letztlich ihre Ursache im Verlust der Mitte. Für die Mönche beginnt das Große im Kleinen, beim Einzelnen, bei seinen Gefühlen und Gedanken. Gier nach Geld, nach Genuss, nach Anerkennung und Karriere führen zu rücksichtslosem Handeln gegen andere und sich selbst. Dem Zuviel auf der einen steht das Zuwenig auf der anderen Seite gegenüber: zu viele Informationen, die auf uns einstürzen, aber zu wenig echtes Wissen. Zu viel Zeit für die Arbeit, zu wenig Zeit für sich selbst, den Partner, die Kinder oder pflegebedürftige Großeltern. Die Liste lässt sich unendlich fortführen. Erst Krankheit und Leid machen uns die Unausgewogenheit im Lebensstil bewusst.

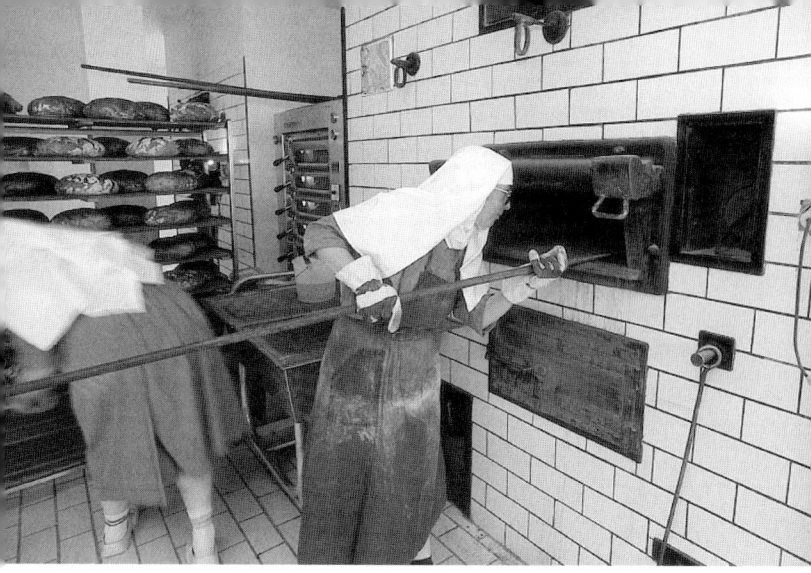

Nonnen beim Brotbacken im Kloster Oberschönenfeld

Regeln für Maß und Mitte

Mit seiner Regel wollte Benedikt den Mönchen helfen, ihre Mitte zu finden:

- Vor rastloser Arbeit und Hektik schützen sie sieben tägliche Gebetszeiten, die Benedikt aus dem Psalm ableitete: »Siebenmal am Tag singe ich dein Lob wegen deiner gerechten Entscheide.« Daraus machte der Mönchsvater das Stundengebet der Kirche, das bis heute gilt. Es sind sieben Atempausen am

Tag, sieben Gelegenheiten, zu entspannen, abzuschalten und sich auf sich selbst und Gott zu besinnen.
- Damit ihre Arbeit, gerade auch die geistige Beschäftigung, nicht zu einseitig wird, müssen alle Brüder mit Hand anlegen, ob in der Küche oder im Garten. Handarbeit wird generell genauso wertgeschätzt wie geistige Arbeit. Keiner soll aufgrund seiner Stellung auf den anderen herabsehen.
- Auch beim Essen – und erst recht beim Genuss von Alkohol – ist Maßhalten das Kriterium. Allerdings ist Benedikt gerade hier mit seinen Angaben sehr vorsichtig; er weiß, dass die Menschen unterschiedliche Bedürfnisse haben. Jeder soll selbst genau bedenken, ob er sich zum Beispiel nicht zu viel auf den Teller häuft. Auch beim Maß des Getränks ist der Ordensgründer milde. Er schreibt: »Zwar lesen wir, Wein passe überhaupt nicht für Mönche, weil aber die Mönche heutzutage sich davon nicht überzeugen lassen, sollten wir uns wenigstens darauf einigen, nicht bis zum Übermaß zu trinken, sondern weniger.« Eines allerdings ist für Benedikt unumstößlich: »Doch muss vor allem Unmäßigkeit vermieden werden und nie darf sich bei einem Mönch Übersättigung einschleichen.«
- Völlerei ist verpönt, ebenso aber auch übertriebene Askese und übertriebenes Fasten. In den Klöstern

der bayerischen Benediktiner-Kongregation legen die Mönche dem Abt bis heute einen Zettel, die so genannte Schedula, mit ihren Vorsätzen für die Fastenzeit vor. Der Abt prüft, ob sie sich dabei nicht übernehmen – oder aber auch unterfordern –, und zeichnet ihn dann ab.
- Beim Arbeiten ist Maßhalten besonders wichtig. Damit die Arbeit nicht zum Selbstzweck gerät, wird sie zeitlich genau begrenzt und der Gottesdienstfeier untergeordnet. Beten ist wichtiger als arbeiten. Trotzdem leben die Mönche autark von ihrer Hände Arbeit, Müßiggang ist bei Benedikt »der Seele Feind«.
- Rechtes Maß beim Reden und Schweigen. Geschwätzigkeit zerstört jedes echte Gespräch. Mönche sollen erst einmal genau hinhören, bevor sie etwas sagen. Vor verletzenden und unüberlegten Worten sollen sie sich hüten.
- Rechtes Maß beim Schlafen heißt für Benedikt, mit den Hühnern ins Bett zu gehen und mit ihnen wieder aufzustehen. Jeder soll genügend Schlaf bekommen, aber keiner soll »schlafsüchtig« sein.
- Maßhalten gilt es auch für die Gedanken und Gefühle. Übertriebene Neugier, zerstörerischer Ehrgeiz, Gier, Eifersucht und Neid müssen in Zaum gehalten werden. Dagegen zählt Gemeinschaft, Teamarbeit und Rücksichtnahme.

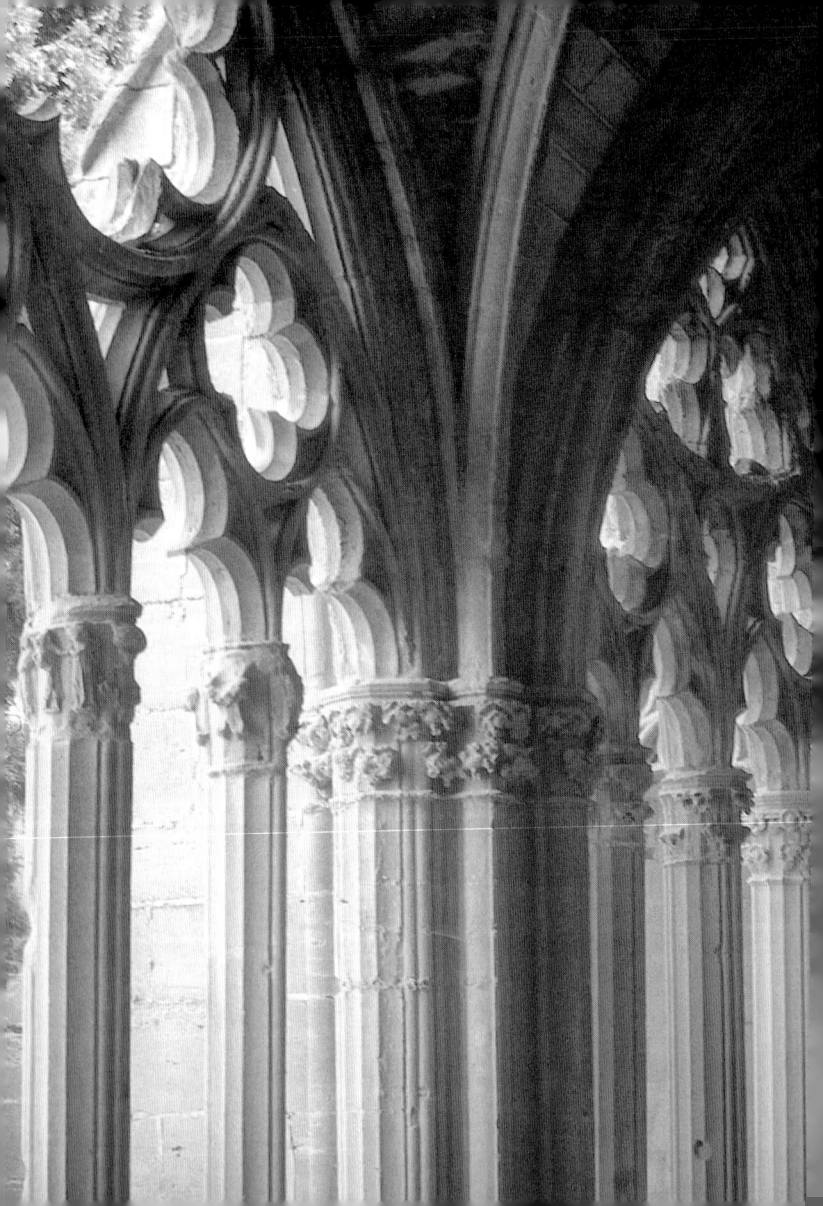

- Vor allen anderen müsse auch der Obere einer Gemeinschaft, der Abt, laut Benedikt ein »weiser Arzt«, bei seinen Anforderungen stets auf die rechte Mitte achten: »So halte er in allem Maß, damit die Starken finden, wonach sie verlangen, und die Schwachen nicht davonlaufen.«

Demut, der Eckpfeiler für das rechte Maß

Für Christen ist die eigentliche Mitte Gott. Liebe und Nächstenliebe sind das bestimmende Maß. Selbstüberschätzung, Größenwahn und übertriebener Perfektionismus bringen das Gleichgewicht ins Wanken – ebenso wie Minderwertigkeitsgefühle. Demut und Selbstvertrauen nennt Pater Johannes Pausch dabei die Eckpfeiler, um das rechte Maß überhaupt finden zu können. Demut heißt für ihn nicht sklavische Unterwerfung, sondern »die Überzeugung, dass alle guten Eigenschaften von Gott kommen und ihm gehören, dass der Mensch Werkzeug und Abbild Gottes ist«. Demut ist das Gegenteil von Arroganz. Wer demütig ist, bleibt trotz aller Erfolge bescheiden und freundlich.

Gotischer Kreuzgang des Klosters Poblet, Spanien

Ein Tag mit Struktur

Maßhalten bedeutet, sich Strukturen zu geben. Planen Sie doch einmal ganz gezielt Ihren Tag und bauen Sie Pausen der Besinnung ein. Als Anregung hier ein Tagesablauf in der Abtei von St. Hildegard in Eibingen:

5.30 Uhr: Laudes (Morgengebet)
»Vom Aufgang der Sonne bis zu ihrem Untergang sei der Name des Herrn gelobt.« (Psalm) Nach den Laudes Frühstück. Im Refektorium wird nicht gesprochen. Anschließend Zeit für Gebet und geistliche Lesung.

7.30 Uhr: Terz und Konventamt
Nach uralter Überlieferung verrichten die Christen auch tagsüber zu verschiedenen Stunden private Gebete. Die Liturgie behielt davon die Terz, Sext und Non bei. Dabei kommt dem gregorianischen Choral wegen seiner herben Schönheit und seiner tiefen geistlichen Aussage hoher Rang zu.

8.30 Uhr: Beginn der Arbeitszeit
Arbeit ist wesentliches Element benediktinischen Lebens. Die Klostergemeinschaft soll damit die Schöpfung Gottes verantwortlich

Über die Demut sagt der dienstälteste Benediktinerabt der Welt, Odilo Lechner: »Es geht nicht um den immer höheren Aufstieg des Menschen, sondern darum, dass Gott sich herabgelassen hat und zu uns niedergestiegen ist. Das ist auch im menschlichen Leben so, dass ich klein werden muss, um groß zu sein, klein vor dem Großen.« Zur Demut gehört das Dienen nach dem Vorbild Christi, der den Jüngern sogar die Füße wusch. Dienen *mitgestalten. Sie bewahrt vor Trägheit und führt zu geistlicher Reife. Keine Arbeit soll zu gering sein.*

11.30 Uhr: Sext
Anschließend Mittagessen. »Bei Tisch darf die Lesung nicht fehlen. Es herrscht größte Stille. Kein Laut und kein Flüstern sei zu hören, nur die Stimme des Lesers.« (Benediktusregel)

12.30 Uhr: Gemeinsame Erholungszeit
13.15 Uhr: Non
Anschließende Mittagsruhe
14.30 Uhr: Arbeitszeit
Arbeitsgebiete des Klosters Eibingen sind unter anderem: Hildegard-Forschung, Altenpflege, Gemüseanbau, Goldschmiede, Weinbau.

17.30 Uhr: Vesper (Abendgebet)
18.00 Uhr: Abendessen
19.15 Uhr: Komplet (Nachtgebet)
Zeit des Eintauchens in den Raum des Schweigens und der Stille, in der man zu Gott und damit zum Frieden des Herzens findet.

schützt vor Hochmut und stellt das Bild eines gnadenlosen Herrschers auf den Kopf. Es zerstört nicht, sondern hilft und heilt. Und so verstehen Nonnen und Mönche ihren Auftrag, anderen Menschen zu dienen. In seiner Regel über die Sorge um die Kranken schreibt Benedikt: Man soll ihnen so dienen, als wären sie wirklich Christus. Zum Dienen zählt auch die Aufnahme von Fremden, Respekt und Liebe.

Lektion IV
Arzneien aus dem Klostergarten

Historische Apotheke im Kloster Reutberg, Oberbayern

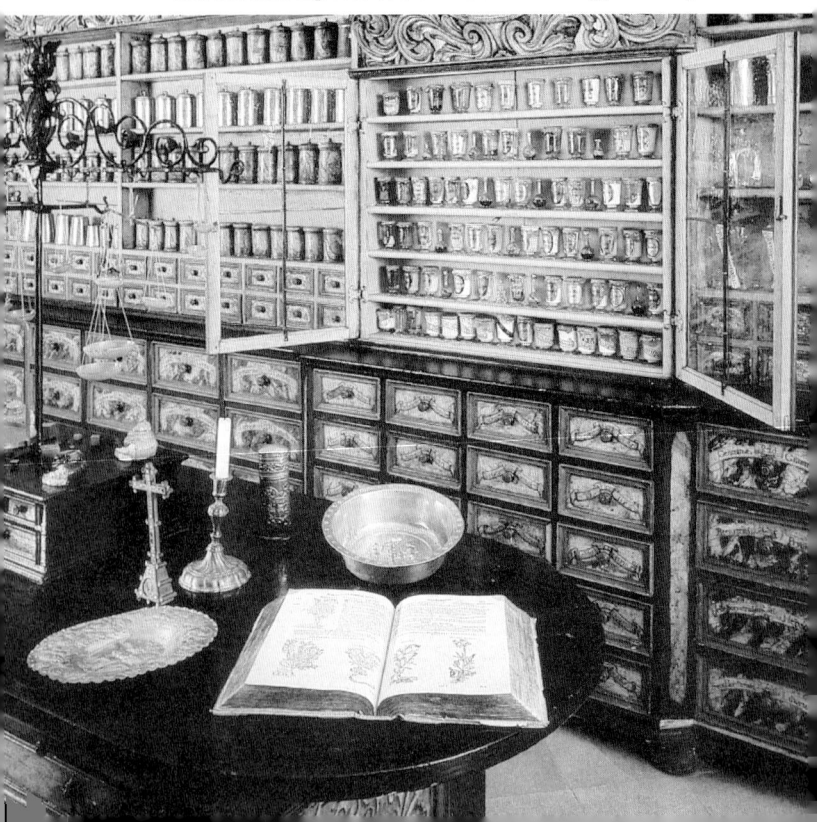

Welche Heilpflanzen Sie wann und wie verwenden können

> »ALLE WELT STEHT JA DEM MENSCHEN ZUR VERFÜGUNG UND LEGT IHM IN LIEBENDEM DIENST FREUDIG IHRE GÜTER ANS HERZ.«
> Hildegard von Bingen

Für die Behandlung von Kranken und zur Vorbeugung von unterschiedlichsten Leiden wendeten die Ordensleute fast ausschließlich Heilkräuter an. Klostermedizin war pflanzliche Medizin. Das hatte mehrere Gründe: Benedikt von Nursia gründete seinen Orden in Italien, einem Land mit einem hoch entwickelten Wissen über Gartenbaukultur. Die Klöster sollten autark sein und sich selbst versorgen können. Schon deswegen spielte der eigene Anbau von Gemüse und Kräutern eine große Rolle, die zum Würzen der Speisen, aber eben auch zur Therapie eingesetzt wurden.

Das Wissen über die Wirkung der einzelnen Pflanzen gewannen die Ordensleute aus den Studien antiker

Arzneien aus dem Klostergarten

Schriften und durch ihre eigenen präzisen Beobachtungen. Sie tauschten ihre Erfahrungen zwischen den Klöstern ebenso aus wie kostbare Samen und Pflänzchen. Und viele Mittelmeerpflanzen, wie beispielsweise den Rosmarin, den Lavendel oder die Melisse, haben wir den Mönchen zu verdanken, die ihr Saatgut und ihre Kostbarkeiten im Rucksack mit über die Alpen brachten und in deutschen Landen heimisch machten.

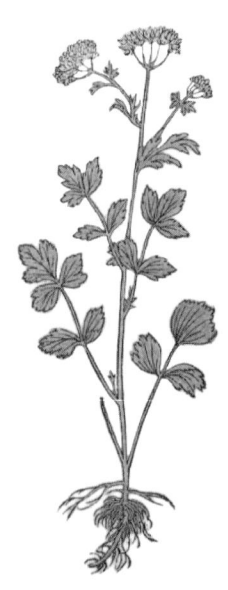

Anis *(Pimpinella anisum)*

Wir kennen seinen Geschmack vom Ouzo, Pastis oder dem Weihnachtsgebäck. Auch in den Klöstern dient die weiß blühende Pflanze zugleich als Gewürz und Heilmittel. Gekaute Anissamen vertreiben lästigen Mundgeruch. Anistee hilft gegen Husten und Atemwegserkrankungen. Außerdem wirkt die Pflanze bei Verdauungsbeschwerden, Blähungen und stärkt den Magen.

ANWENDUNG Für den Tee übergießen Sie einen gehäuften Teelöffel zerstoßener Anissamen mit einem Viertelliter kochendem Wasser. Seihen Sie den Sud nach zehn Minuten ab.

Für alle Anwendungen gilt:

Seien Sie vorsichtig, wenn Sie Allergiker sind. Falls Sie auf Medikamente angewiesen sind, sollten Sie die Einnahme pflanzlicher Heilmittel oder Tees wegen möglicher Wechselwirkungen oder Unverträglichkeiten mit Ihrem Arzt absprechen.

Arnika *(Arnica montana)*

Die wild wachsende, geschützte Alpenpflanze mit den gelben Blüten gehörte schon bei den Germanen zu den wichtigsten Heilpflanzen und gilt bis heute im Volksglauben als Blume der Gottesmutter Maria. Sie ist die Heilpflanze Nr. 1 in der Volksmedizin. Hildegard von Bingen empfahl sie als äußerliches Mittel gegen Geschwüre. Für Pfarrer Kneipp war sie das beste Mittel gegen Verwundungen. Ihre entzündungshemmenden Bitterstoffe wirken heilend. Neueste medizinische Forschungen haben ergeben, dass die Inhaltsstoffe von Arnika selbst das Wachstum von Tumoren stoppen kann.

Dank ihrer starken Heilkraft lassen sich mit Arnika viele Beschwerden lindern: Akne, Blutergüsse, Bluthochdruck, brennende Füße und schwere Beine, Beschwerden beim Stillen, Durchblutungsstörungen, Entzündungen (auch Venenentzündungen), Hals- und Rachenentzündung, Halsschmerzen, Hämorrhoiden,

Kreislaufstörungen, Magen-Darm-Beschwerden, Unterleibskrämpfe und prämenstruelles Syndrom, Verrenkungen, Wunden und Muskelschmerzen.

Bei Verletzungen, Entzündungen, Muskelkater und Verspannungen helfen Umschläge mit einer in Wasser verdünnten Arnikatinktur. Benediktinerfrater Vitalis stellt diese im Kloster Ettal her. Bei Entzündungen empfiehlt sich ein kalter, bei akuten Verletzungen ein warmer Umschlag. Sitzbäder mit Arnikatinktur helfen gegen Hämorrhoiden. Gegen Hals- und Rachenentzündung wirkt verdünnte Arnikatinktur oder Arnikatee: Gurgeln Sie mehrmals am Tag, aber schlucken Sie den Tee nicht, denn Arnika enthält giftige Substanzen. Die tägliche Pflege mit einer 24-Stunden-Arnika-Creme lässt lästige Pickel verschwinden.

ANWENDUNG Verdünnen Sie für den Umschlag ein bis zwei Esslöffel Arnikatinktur mit etwa einem halben Liter Wasser. Bei Einreibungen mischen Sie die Tinktur zu gleichen Teilen mit Wasser.

Schnelles Rezept für einen Arnikaaufguss:

Zerkleinern Sie ein bis zwei Esslöffel getrocknete Arnikablüten und geben Sie diese in eine kleine Schüssel. Übergießen Sie das Ganze mit einem Viertelliter kochendem Wasser. Lassen Sie den Sud zehn bis 15 Minuten ziehen und seihen ihn ab. Der abgekühlte Aufguss eignet sich für feuchte Umschläge bei Verletzungen.

Baldrian *(Valeriana officinalis)*

Die Mönche wussten die weißlich hellrosa blühende Pflanze als Allheilmittel zu schätzen. Das *Lorscher Arzneibuch* empfiehlt das »göttliche Heilmittel«, das »bei übermäßiger Schlaflosigkeit für den entsprechenden Schlaf sorgt und von Erschöpfung befreit«. Baldrian beruhigt das Nervensystem. Er lindert nervöse Spannungen, Schlafstörungen, Kopfschmerzen, Erschöpfungszustände und verringert den Leistungsdruck und hilft bei Magenkrämpfen.

ANWENDUNG Gegen Einschlafstörungen empfiehlt sich ein so genannter Kaltauszug. Zerkleinern Sie zwei Teelöffel Baldrianwurzeln und übergießen Sie diese mit einem Viertelliter kaltem Wasser. Lassen Sie das Ganze zwölf Stunden stehen. Trinken Sie zwei- bis dreimal täglich eine Tasse.

Achtung: Nehmen Sie Baldrian nicht zusammen mit verschreibungspflichtigen Beruhigungs- oder Schlafmitteln ein!

Beinwell *(Symphytum officinale)*

Das berühmte Heilkraut sorgt, wie der Name nahe legt, für das Wohl der Beine. Das bis zu einem Meter hohe Raublattgewächs enthält eine zellvermehrende, knochenbildende Substanz. Die Mönchsärzte wandten die Heilpflanze vor allem bei der Wundbehandlung und bei Knochenbrüchen an. Umschläge mit Beinwellsalbe beschleunigen den Heilungsprozess bei Knochenbrüchen, Quetschungen oder Verbrennungen. Außerdem ist Beinwell ein gutes Mittel gegen Muskelkater, Zerrungen und Blutergüsse.

Brennnessel *(Urtica dioica* und *Urtica urens)*

»Wenn sie frisch aus der Erde sprießt, ist sie gekocht nützlich für die Speisen des Menschen, weil sie den Magen reinigt«, lobte schon Hildegard von Bingen das heute oft unterschätzte »Unkraut«. Brennnesseltee entschlackt und hilft bei Harnwegsinfekten, Nierenproblemen und Rheuma. Die Wurzel ist als Mittel gegen Prostataleiden anerkannt. »Allerdings«, so warnt Schwester Monika vom Heilbad Krumbad, »sollte man es nicht übertreiben. Zu viel Brennnesseltee kann auch die Mineralstoffe aus dem Körper mit ausschwemmen.«
ANWENDUNG Für den Tee überbrühen Sie zwei Teelöffel Brennnesselblätter mit einer großen Tasse heißem Wasser. Lassen Sie ihn zehn Minuten ziehen.

Dinkel *(Triticum spelta)*

Es ist zwar kein Heilkraut, aber für Hildegard von Bingen war das vitamin- und mineralstoffhaltige Getreide fast eine Wunderwaffe, vor allem gegen Kraftlosigkeit und Schwäche und Kreislaufbeschwerden. Jeden Tag sollte man in irgendeiner Form Dinkel essen, empfiehlt die heilkundige Nonne: »Der Dinkel ist das beste Getreide, und er ist warm und fett und kräftig, und er ist milder als andere Getreidearten, und er bereitet dem, der ihn isst, rechtes Fleisch und rechtes Blut, und er macht frohen Sinn und Freude im Gemüt des Menschen ... Und wenn einer so krank ist, dass er vor Krankheit nicht essen kann, dann nimm die ganzen Körner des Dinkels und koche sie in Wasser unter Beigabe von Fett oder Eidotter, dass man ihn wegen des besseren Geschmacks gern essen kann, und gib das dem Kranken zu essen, und es heilt ihn innerlich wie eine gute und gesunde Salbe.« Diabetiker können durch die häufige Verwendung von Dinkel Insulin einsparen.

Engelwurz oder Angelika
(Angelica archangelica)

Nach der Legende soll der Erzengel Raphael im 14. Jahrhundert den Menschen die Pflanze gegen die Pest gebracht haben. Die Klosterärzte verwendeten sie vermutlich gegen bakterielle Erkrankungen. Mittlerweile wird der bittere Engelwurztee vor allem als Magen-Darm-Mittel, etwa bei Reizmagen, getrunken. Außerdem hilft er gegen Appetitlosigkeit, Blähungen und Völlegefühl. Bis heute versetzen Benediktiner und Kartäuser ihren Likör mit würzigem Engelwurzöl.

Auf einen Blick: Was hilft wann?

Abwehrkräfte Knoblauch, Kapuzinerkresse, Zwiebel

Akne Arnika

Appetitlosigkeit Engelwurz, Wegwarte, Wermut, Zwiebel

Blähungen Anis, Engelwurz, Fenchel, Kümmel, Lavendel, Melisse

Bluthochdruck, erhöhte Cholesterinwerte Arnika, Knoblauch

Brechreiz Ingwer, Kümmel

Depression, Melancholie Johanniskraut, Melisse, Fenchel

Entzündungen, Zerrungen, Muskelkater Arnika, Beinwell, Ringelblume, Kamille

Erkältung, Grippe Holunder, Königskerze, Schafgarbe, Zwiebel

Erschöpfung Baldrian, Rosmarin, Melisse

Hämorrhoiden Arnika, Wegwarte

Halsentzündung Arnika, Ringelblume, Salbei, Thymian, Wegwarte

Harnwegsinfekt Brennnessel, Petersilie, Thymian

Hautprobleme, Ekzeme Arnika, Hopfen, Johannisbeere, Kamille, Ringelblume, Lein

Husten, Bronchien Königskerze, Thymian

Knochenbrüche Beinwell

Konzentration Wilde Möhre

Kopfschmerzen Baldrian, Pfefferminze

Kreislaufbeschwerden Arnika, Dinkel, Rosmarin

Lippenherpes Melisse

Magen-Darm-Störungen Anis, Engelwurz, Fenchel, Kamille, Kümmel, Leinsamen, Melisse, Pfefferminze, Rosmarin, Wegwarte, Wermut, Zwiebel

Mundgeruch Anis, Kümmel

Nieren-, Harnwegsinfekte Brennnessel

Ohrenschmerzen Königskerze, Zwiebel

Reisekrankheit Ingwertee oder -tinktur

Rheuma Brennnessel, Rosmarin, Kümmel

Schlafstörungen, Nervosität, Stress Baldrian, Hopfen, Lavendel, Melisse

Stiche Lavendel, Spitz-, Breitwegerich, Zwiebel

Unterleibsbeschwerden, Regelschmerzen Arnika, Kamille, Pfefferminze, Schafgarbe

Verbrennungen Johanniskraut, Lavendel

Verdauungsstörungen Ingwer

Verletzungen Arnika, Johanniskraut, Kamille, Spitzwegerich, Zwiebel

Zahnfleischentzündung Arnika, Kamille

Fenchel *(Foeniculum vulgare)*

Er zählt zu den ältesten Heilpflanzen. Schon Hildegard von Bingen pries die Vorzüge ihres Lieblingsgemüses: »Und wie auch immer er gegessen wird, macht er den Menschen fröhlich und vermittelt ihm angenehme Wärme und guten Schweiß, und er verursacht gute Verdauung.« Der Tee aus Fenchelsamen wirkt gegen Verdauungsstörungen, Blähungen und Magenkoliken. Mütter können ihren Babys und kleinen Kindern unbedenklich Fencheltee geben.

Holunder, schwarzer *(Sambucus nigra)*

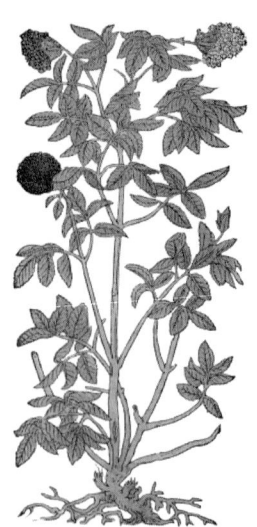

Die Klostermedizin rühmte ihn als Universalmedizin. Er galt als fiebersenkend und schmerzlindernd. Die Blüten und Beeren des Strauches wirken schweißtreibend und werden deswegen bei Erkältung und Grippe gerne getrunken – oft in Kombination mit Lindenblüten. Zur Prophylaxe gegen Erkältungskrankheiten kann man auch den Saft gekochter Beeren trinken. »Weil man sich an die überaus guten Dienste des Holunderbaumes, dieses treuen und früher so geachteten Hausfreundes, nicht mehr erinnerte, deshalb hat man ihn vielfach verworfen.

Möchte doch der alte Freund wieder zu neuem Ansehen kommen«, hoffte Sebastian Kneipp.

ANWENDUNG Für den Tee übergießen Sie zwei Löffel Blüten mit heißem Wasser und lassen das Ganze zehn Minuten ziehen.

Hopfen *(Humulus lupulus)*

Hopfen eignet sich nicht nur zum Bierbrauen. Wegen seiner beruhigenden Wirkung ist ein Tee aus Hopfenzapfen oder -blüten ein gutes Schlafmittel und vertreibt nervöse Spannungen. Hopfenumschläge eignen sich wegen der antibakteriellen Wirkung für Wunden und Ekzeme.

Während die Mönche anfangs den Hopfen hauptsächlich zur Bierherstellung verwendeten, erkannte Hildegard von Bingen vor allem seine medizinische Wirkung. Hopfen beruhige zwar, mache die Menschen aber auch traurig, stellte die Naturforscherin und Nonne fest.

ANWENDUNG Lassen Sie zwei Teelöffel Hopfenblüten in einer Tasse kochendem Wasser 15 Minuten lang ziehen, filtern Sie die Blüten ab und trinken Sie den Tee eine halbe Stunde vor dem Schlafengehen.

Ingwer *(Zingiber officinale Roscoe)*

Der aus Asien stammende Ingwer spielte bereits in der Antike in Europa eine wichtige Rolle. Bis heute gilt er in der Wissenschaft als das wichtigste Pflanzenmittel gegen die lästige Reisekrankheit und den damit verbundenen Brechreiz. Auch die Klosterheilkunde schätzte die scharfe Gewürzwurzel zur Förderung der Verdauung und bei Husten und anderen Atemwegserkrankungen. ANWENDUNG Für den Ingwertee gegen Verdauungsprobleme und gegen Brechreiz schälen Sie ein Stück frische Ingwerwurzel und zerschneiden Sie diese in kleinste Stückchen. Übergießen Sie einen Löffel davon mit heißem Wasser und lassen Sie den Tee zehn Minuten ziehen.

Johannisbeere
(Ribes nigrum und *Ribes rubrum)*

Die Klosterheilkunde empfahl die Beeren bei Hautkrankheiten, Erbrechen, Herzproblemen und zur Durchblutungsförderung. Das Öl der Kerne hilft tatsächlich gegen Hautausschläge und Ekzeme, wie die Forscher des Würzburger Forschungsprojekts für Klostermedizin nachweisen konnten. Demnach eignet es sich auch gut bei Neurodermitis. Der Saft der Johannisbeere stimuliert durch seinen hohen Vitamin-C-Gehalt das Immunsystem und schützt so vor Erkältungen.

Johanniskraut *(Hypericum perforatum)*

Namensgeber der berühmten Heilpflanze mit den gelben Blüten ist Johannes der Täufer. Der dunkelrote Saft, der beim Zerreiben der Blüten austritt, soll der Legende nach das Blut des geköpften Heiligen sein. Nonnen und Mönche schätzten das Kraut bei der Behandlung von Wunden, Rheuma und Menstruationsbeschwerden. Das *Lorscher Arzneibuch* nennt Johanniskraut aber vor allem als Medizin gegen Melancholie. Heute ist es ein anerkanntes Mittel gegen depressive Verstimmungen.

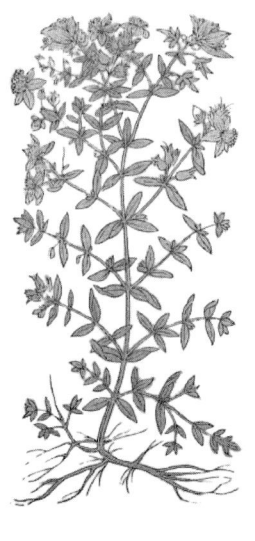

ANWENDUNG Für den Johanniskrauttee bringen Sie zwei Teelöffel Johanniskraut mit einer Tasse Wasser zum Kochen und seihen das Ganze ab.

Johanniskrautöl hilft außerdem bei der Heilung von Schnittwunden und Verbrennungen. Legen Sie 25 Gramm zerstoßene Blüten in einen halben Liter Pflanzenöl ein und lassen Sie die Mischung fünf bis sechs Wochen in der Sonne ziehen. Danach filtern Sie die Blüten ab.

Vorsicht: Johanniskraut kann manchmal die Wirkung anderer Medikamente außer Kraft setzen!

Kamille, echte *(Matricaria recutita)*

Wie schon in der Antike, genoss die Kamille bei Nonnen und Mönchen höchstes Ansehen und wurde sogar als »Pflanzendoktor« gerühmt. Die in Deutschland am meisten verbreitete Heilpflanze wirkt wundheilend, schmerzstillend und krampflösend. Kamillentee lindert Magen- oder Unterleibsschmerzen. Mundspülungen mit Kamille halfen den Nonnen und Mönchen schon im Mittelalter bei Zahnfleischentzündungen. Gegen Entzündungen im Genitalbereich haben sich Sitzbäder mit Kamille bewährt. Außerdem lindert die Heilpflanze Hautentzündungen und Menstruationsbeschwerden.

ANWENDUNG Für den Tee übergießen Sie ein bis zwei Teelöffel Kamillenblüten mit einer Tasse heißem Wasser und lassen ihn zehn Minuten ziehen.

Kapuzinerkresse *(Tropaeolum majus)*

Ihre leuchtend gelben bis orangeroten Blüten ranken sich ein Stück an der Oberzeller Klostermauer entlang. Die hübschen Blüten, aber auch die Blätter kann man roh essen oder damit den Salat würzen. Sie schmecken nach Meerrettich. Kapuzinerkresse mit ihrem hohen Vitamin-C-Gehalt ist außerdem ein natürliches Antibiotikum und stärkt die Widerstandskraft. Schwester Leandra schmückt damit nicht nur die Salate, sondern isst die Blüten auch zwischendurch im Vorbeigehen oder streut sie zusammen mit anderen Kräutern auf ihr Butterbrot: »Ich mische möglichst täglich einige Blüten in die Speisen und habe seither keine Erkältungskrankheit mehr.«

Knoblauch *(Allium sativum)*

Die kleine Knolle sollte Ihnen nicht stinken. Denn sie ist nicht nur ein natürliches Antibiotikum, sondern auch ein pflanzliches Anti-Aging-Mittel ohne Nebenwirkungen. Hildegard von Bingen empfahl sogar, kleine Mengen von Knoblauch roh zu essen. Das Küchengewürz schützt laut *Handbuch der Klosterheilkunde* vor altersbedingten Gefäßveränderungen und kann den Cholesterinwert um bis zu knapp zehn Prozent senken. Dadurch verhindert es die gefährliche Arterienverkalkung. Außerdem senkt Knoblauch den Bluthochdruck.

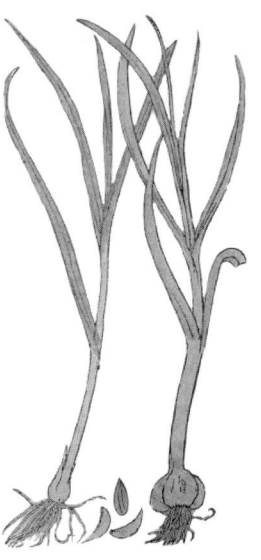

ANWENDUNG Pressen Sie zur Stärkung der Abwehrkräfte 30 Gramm Knoblauch aus und kochen Sie den Saft in einem Liter Wasser aus. Trinken Sie den Sud über den Tag verteilt.

Königskerze *(Verbascum densiflorum Bertol)*

Schon in der Antike wurde die bis zu zwei Meter hohe Pflanze mit den leuchtend gelben Blüten wegen ihrer heilenden Wirkung sehr geschätzt. Während die Blätter giftig sind, besitzen die Blüten Heilkräfte. Hildegard von Bingen riet: »Die Königskerze ist warm und trocken und etwas kalt, und wer ein schwaches und trauriges Herz hat, der koche Königskerze mit Fleisch oder mit Fischen oder mit Kucheln – oder anderen Kräutern, und er esse das oft, und es stärkt das Herz und macht es fröhlich.« Die Blüten der Königskerze enthalten entzündungshemmende Schleimstoffe und helfen gegen Schnupfen und Husten. Mit heißem Wasser überbrüht, ergeben die getrockneten Blüten einen schleimlösenden, goldgelben Hustentee. Aber auch in ihre Teemischung fügt Schwester Leandra oft einige Blütenblätter hinzu. Königskerzenöl soll sich gegen Ohrenschmerzen bewährt haben.

ANWENDUNG Für das Königskerzenöl geben Sie eine Hand voll Blüten in eine Flasche mit 100 ml Olivenöl. Stellen Sie die Flasche drei bis vier Wochen in die Sonne, schütteln Sie diese regelmäßig und filtern Sie das Öl anschließend ab.

Kümmel *(Carum carvi)*

Das bis heute beliebte Gewürz verwendeten bereits die Mönche als verdauungsförderndes Mittel gegen Blähungen und Völlegefühl, bei Übelkeit und gegen Brechreiz. Kümmeltee gilt auch als anregendes Mittel für die Bildung von Muttermilch. Kümmelöl, das in die Haut massiert wird, fördert die Durchblutung und lindert rheumatische Beschwerden. Gekaute Kümmelsamen vertreiben Mundgeruch.

ANWENDUNG Zerquetschen Sie für einen Tee gegen Blähungen oder Magen-Darm-Beschwerden zwei Teelöffel Kümmelsamen und überbrühen Sie diese mit einer Tasse heißem Wasser. Filtern Sie das Ganze nach zehn Minuten ab. Sie können für den Tee auch Kümmel- und Fenchelsamen mischen.

Lavendel *(Lavandula officinalis)*

Mönche brachten das blaue, duftende Kraut mit der beruhigenden Wirkung über die Alpen in ihre Klostergärten. Ein Säckchen mit Lavendelblüten unter dem Kopfkissen hilft gegen Schlafstörungen. Lavendelöl lindert Verbrennungen und Stiche und vertreibt Zecken. Der Lavendeltee löst Kopfschmerzen und Erkältungen, wirkt beruhigend und befreit von Blähungen.

ANWENDUNG Lassen Sie ein bis zwei Teelöffel Lavendelblüten in einer Tasse heißem Wasser zehn Minuten ziehen. Für ein Entspannungsbad kochen Sie 100 Gramm Lavendelblüten mit zwei Litern Wasser auf, filtern es ab und schütten es ins Badewasser.

Lein *(Linum usitatissiumum)*

Lein ist eine der ältesten Kulturpflanzen und wurde zuerst zur Textilherstellung genutzt. Später erkannte man auch die Heilkraft der Pflanze. Hildegard von Bingen empfiehlt beispielsweise: »Wer irgendwo an seinem Körper durch Feuer gebrannt wurde, der koche Leinsamen in Wasser bei großer Hitze und tauche ein leinenes Tuch in das Wasser und lege es warm auf die Stelle, wo er gebrannt wurde, und das Tuch zieht die Verbrennungen heraus.« Gegen Lungenentzündung empfiehlt die Heilige ebenfalls den Leinsamenwickel. Die Klostermedizin wandte ihn erst äußerlich an, später griff man auch auf die Rezepte der Antike zurück, wonach Lein als Abführmittel oder gegen Geschwüre gepriesen wurde.

Heute ist es wissenschaftlich erwiesen, dass Leinsamen bei Magenschleimhautentzündung, Reizdarm, Verstopfung und Hautentzündungen helfen kann. Man vermutet sogar, dass Leinsamen innerlich vor Darm- und Brustkrebs schützen könnte.

ANWENDUNG Nehmen Sie bei Verstopfung zwei- bis dreimal täglich ein bis zwei Esslöffel frisch gequetschten Leinsamen ein und trinken Sie dazu zwei Gläser Wasser.

Achtung: Wenden Sie diese Methode nicht bei drohendem Darmverschluss oder verengter Speiseröhre an!

Melisse *(Melissa officinalis)*

Auch die Melisse führten die Benediktiner aus dem Mittelmeerraum ein. Die Pflanze mit dem angenehmen Zitronenduft hat »die Kräfte 15 anderer Kräuter in sich«, rühmte Hildegard von Bingen. Die Klosterärzte setzten sie als Stimmungsaufheller, zur Beruhigung und für einen wohltuenden tiefen Schlaf ein. Heute wird Melissen-Extrakt bei Nervosität, Herzproblemen, Gastritis, Blähungen und lokal auch gegen Lippenherpes empfohlen. Bis in unsere Tage ist der hochprozentige Melissengeist aus dem Kloster, den die Karmeliter seit dem 17. Jahrhundert herstellen, ein beliebtes Allheilmittel.

ANWENDUNG Bei Nervosität und Schlafstörungen, ebenso für Frauen in den Wechseljahren und Mädchen mit Entwicklungsschwierigkeiten, empfiehlt Kräuterpfarrer Anton Weidinger ein Melissebad. Übergießen Sie 100 Gramm Melisseblätter mit heißem Wasser, lassen Sie das Ganze 15 Minuten ziehen. Filtern Sie die Blätter ab und geben Sie den Melisseaufguss zum Badewasser hinzu.

Möhre, wilde *(Daucus carota)*

Sie galt schon in der Antike nicht nur als Gemüse, sondern auch als Heilpflanze. Auch das Standardwerk der Klostermedizin, der *Macer floridus*, lobt die Möhre wegen ihrer medizinischen Wirkung, etwa als Mittel gegen Leber- und Milzbeschwerden, Asthma oder Durchfallerkrankungen: »Kochst du diese Wurzel in Milch, hilft ihre Abkochung Asthmatikern, seien sie noch so altverstockt und langleidend, auch Durchfallkranken.«

Heute gilt es als erwiesen, dass die Möhre vor allem gegen Essstörungen und bei Vitamin-A-Mangel hilft. Regelmäßig gegessen soll sie die Lernfähigkeit fördern.

Petersilie *(Petroselinum crispum)*

Die Mönche pflanzten sie sowohl im Gemüse- als auch im Heilkräuterbeet an. Sie nutzten sie als harntreibendes Mittel und behandelten Geschwüre und Mückenstiche mit einem Brei frisch zerdrückter Petersilie. Sie ist heute zur Durchspülung bei Harnwegserkrankungen, bei Magen-Darm-Beschwerden und zur Förderung der Verdauung anerkannt.

Pfefferminze *(Mentha piperita)*

Sie versetzt nicht nur durch ihren erfrischenden Mentholgeruch in gute Stimmung. Pfefferminzöl, auf die Stirn geträufelt, hilft nachweislich bei Kopfschmerzen.

Vorsicht: Wenden Sie das Öl nicht bei Babys und Kleinkindern im Gesicht an, es besteht Erstickungsgefahr!

Pfefferminztee wirkt gegen Übelkeit, bei Magen-Darm-Beschwerden und ist ideal sowohl gegen Durchfall als auch bei Verstopfung. Außerdem lindert er starken Regelschmerz.

ANWENDUNG Übergießen Sie zwei bis drei Teelöffel Pfefferminzblätter mit einer Tasse heißem Wasser und lassen Sie das Ganze zehn Minuten zugedeckt ziehen. Am besten schmeckt der Tee aus frischen Blättern.

Ringelblume
(Calendula officinalis)

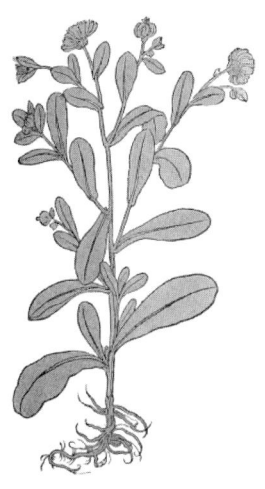

Die leuchtend gelben oder orangefarbenen Blütenblätter schmücken Schwester Leandras Kräutergarten und verfeinern Salate. Bei Mund- und Rachenentzündungen hilft es, mit Ringelblumentee zu gurgeln. Salbe oder Tinktur aus Ringelblumen leistet bei Hautausschlägen, Verstauchungen oder Entzündungen gute Dienste.

ANWENDUNG Für eine Ringelblumensalbe erhitzen Sie 200 Gramm Vaseline, rühren eine Hand voll Blüten hinein und

Arzneien aus dem Klostergarten

kochen das Ganze auf. Seihen Sie die Masse durch ein Tuch und füllen die Salbe in eine Dose.

Zur Teezubereitung übergießen Sie ein bis zwei Teelöffel Ringelblumenblüten mit kochendem Wasser. Lassen Sie den Tee zehn Minuten ziehen.

Rosmarin *(Rosmarinus officinalis)*

Es waren Mönche, die Rosmarin als Heilpflanze entdeckten. Das beliebte Arzneimittel des Mittelalters wurde zur Stärkung, Anregung, bei Magenverstimmung oder -krämpfen und bei Rheuma angewandt. Diese Wirkung ist heute wissenschaftlich erwiesen. Auch Pfarrer Kneipp schwor auf die stark duftende Pflanze: »Als Heilkraut ist Rosmarin unbezahlbar, und es gibt wohl wenige Kräuter, die ihm gleichkommen.«

ANWENDUNG Gegen Erschöpfung und zur Stärkung übergießen Sie einen Teelöffel Rosmarinblätter mit einer Tasse kochendem Wasser und lassen den Tee zehn Minuten ziehen.

Nehmen Sie ein Rosmarinbad zur Anregung und gegen Rheuma, am besten in der Frühe. Bereiten Sie einen Aufguss aus 50 Gramm Rosmarinblättern, lassen Sie diesen eine Viertelstunde ziehen und gießen Sie den abgefilterten Aufguss ins Badewasser.

Als anregendes Mittel bei Kreislaufschwäche und für die alten Leute schätzte der »Wasserdoktor« vor allem den Rosmarinwein: »Die Wirkung des Rosmarinweins auch bei schwachen Naturen ist vorzüglich.« Legen Sie hierfür 20 Gramm Rosmarinblätter in einen Liter Weißwein ein und lassen Sie das Ganze eine Woche ziehen.

Achtung: Verwenden Sie Rosmarin nicht in der Schwangerschaft!

Salbei *(Salvia officinalis)*

Salbei gilt schon seit der Antike als Symbol des ewigen Lebens. Das Universalmittel in der Klosterheilkunde und Lieblingskraut von Pfarrer Kneipp darf in keinem Klostergarten fehlen. Nicht zufällig leitet sich sein Name von dem lateinischen Wort salvare (= retten) ab. Salbei wirkt schweiß- und entzündungshemmend. Salbeitee wird bis heute zu Recht bei Hals- und Rachenschmerzen gegurgelt, bei Husten und Erkältungen als Tee getrunken. Hildegard von Bingen, die den Salbei dafür rühmte, dass er die schlechten Säfte aus dem Körper ziehe, empfahl, ihn roh und gekocht zu essen, und lobte ihn außerdem als Hilfe gegen das Bettnässen: »Wenn jemand den Urin wegen der Kälte des Magens nicht halten kann, koche er Salbei in Wasser und seihe dies durch ein Tuch, und er trinke es oft warm, und der wird geheilt werden.«

ANWENDUNG Für einen Salbeitee übergießen Sie zwei Teelöffel Salbeiblätter mit kochendem Wasser und lassen das Ganze zehn bis 15 Minuten ziehen. Falls Sie einen Tee mit schweißhemmender Wirkung zubereiten wollen, nehmen Sie drei Teelöffel Salbeiblätter für den Aufguss.

Schafgarbe *(Achillea millefolium)*

Viele schwören auf die anspruchslose weiße Pflanze, die meist am Wegrand blüht. Kranke Schafe fressen die Schafgarbe – daher hat sie ihren Namen. Im Mittelalter galt sie als Heilmittel gegen die Pest. Ein Tee aus den Blüten der Wiesenblume kurbelt den Stoffwechsel an, kuriert Grippe und Erkältung und hilft bei Unterleibserkrankungen. Hildegard von Bingen soll sie auch gegen Geschwüre und zur Wundheilung eingesetzt haben. Schwester Leandra mischt die Heilpflanze gerne in ihren Tee.

Spitzwegerich *(Plantago lanceolata)*

Die Nonnen und Mönche schätzen den Breit- oder Spitzwegerich vor allem im Sommer. Denn der Saft der anspruchslosen Pflanze, die auf Wiesen oder am Wegesrand wächst, wirkt gegen Insektenstiche. Außerdem beschleunigt dieser Pflanzensaft die Wundheilung. »Wenn die Landleute sich bei ihren Arbeiten verwunden, so suchen sie rasch Blätter vom Spitzwegerich und ruhen nicht mit Drücken und Kneten, bis das etwas störrige Blatt sich einige Tropfen auszwingen lässt«, schreibt Pfarrer Kneipp. Manchmal lege man auch die Blätter direkt auf die Verletzung: »Ein solcher Verband ist der erste, aber manchmal der beste Notverband.«

ANWENDUNG bei Insektenstichen oder Verletzungen: Am besten zerquetschen Sie die Spitzwegerichblätter und reiben die betroffene Hautstelle mit dem Saft ein. Das beschleunigt die Heilung oder stoppt den Juckreiz.

Thymian *(Thymus vulgaris)*

Die Mittelmeerpflanze mit dem zartbitteren Geschmack ist nicht nur ein beliebtes Gewürz. Die Klostermedizin wusste auch um die Heilkraft des Thymians. Hildegard von Bingen empfahl ihn beispielsweise gegen Keuchhusten, eine Anwendung, die heute auch wissenschaftlich anerkannt ist. Als Tee unterstützt Thymian außerdem die Behandlung von Husten, Halsentzündung und Bronchitis, fördert die Verdauung, den Appetit und hilft zur Durchspülung bei Harnwegsinfekten.

ANWENDUNG Übergießen Sie zwei Teelöffel Thymiankraut mit einer Tasse kochendem Wasser und lassen Sie das Ganze zehn Minuten ziehen.

Wegwarte *(Cichorium intybus)*

Hildegard von Bingen entdeckte die anspruchslose Pflanze mit den blauen Blüten für die Klostermedizin und empfahl sie gegen Heiserkeit und bei Verdauungsproblemen. Die Wegwarte galt außerdem als heilsames Mittel für Magen, Leber, Haut und gegen Hämorrhoiden. Heute weiß man, dass die Blätter und Wurzeln der Wegwarte bei Appetitlosigkeit, Blähungen und Magen- und Verdauungsbeschwerden Abhilfe schaffen.

Wermut *(Artemisia absinthium)*

Die Franziskanerinnen des Heilbads Krumbad geben gerne einige Krümel des getrockneten Wermutkrauts in ihre Suppe. »Das ist gut für die Verdauung«, sagt die Oberin, Schwester Monika. »Man muss nur aufpassen, dass man nicht zu viel erwischt, sonst schmeckt alles bitter.« Schon im Mittelalter schätzten die Mönche den Wermut wegen seiner verdauungsfördernden, appetitanregenden Wirkung und als Mittel gegen Würmer. Er wirkt auch gegen Völlegefühl und Blähungen.

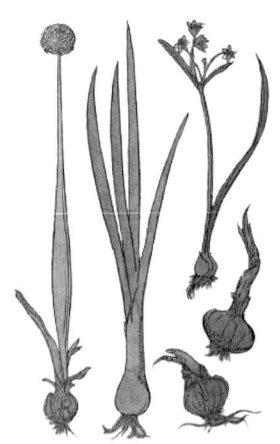

Zwiebel *(Allium cepa)*

Sie war die Medizin der Armen. Im Kloster galt sie als beliebtes Heilmittel für die Verdauung und als Appetitanreger. Durch ihre antibakteriellen Inhaltsstoffe hilft sie gegen Erkältungen.

ANWENDUNG Bei Ohrenschmerzen schneiden Sie eine halbe Zwiebel klein, wickeln sie in ein Tuch und legen sie auf das kranke Ohr. Ihre heilsamen Dämpfe vertreiben vor allem bei Kindern die Schmerzen. Diese Methode ist nur für geruchsunempfindliche Menschen geeignet. Zwiebel hilft auch bei Insektenstichen und Schürfwunden. Legen Sie eine halbierte Zwiebel mit der Schnittfläche auf die betroffene Stelle. Der Saft nimmt Juckreiz und Schmerz und desinfiziert zugleich.

Exkurs: Die heilige Medizin der Hildegard von Bingen

Wer sich mit Klostermedizin beschäftigt, stößt unweigerlich auf die heilige Hildegard von Bingen (1098–1179) und ihre *Sancta Medicina*, ihre heilige Medizin. Sie schrieb das letzte Werk der mittelalterlichen Klosterheilkunde und bereicherte diese um viele neue Pflanzen. Hildegard von Bingen gilt als Begründerin der wissenschaftlichen Naturgeschichte und eine der bedeutendsten Frauen des Mittelalters. Die Äbtissin des rheinischen Benediktiner-Klosters Rupertsberg war Prophetin, Visionärin, Schriftstellerin, Komponistin, Naturwissenschaftlerin und Heilkundige. Lange Zeit war ihr Werk verschollen, heute, 900 Jahre nach ihrer Geburt, ist ihre Heilkunde so interessant und aktuell wie kaum zuvor. Dabei wird die *prophetissa teutonica*, die Prophetin der Deutschen, wie Zeitgenossen sie nannten, gerne auch von New Age und Kommerz vereinnahmt, und was unter dem Stichwort Hildegard-Medizin angeboten wird, ist mitunter mit Vorsicht zu genießen.

Als Schriftstellerin übertrifft Hildegard mit ihrem umfangreichen Textwerk alle Frauen und die meisten Männer ihrer Epoche. Sie korrespondiert mit Päpsten, Erzbischöfen, Königen und Äbtissinnen und redet unerschrocken König Barbarossa ins Gewissen. Ihr Ruf als Prophetin reicht über die Grenzen Europas hinaus. Das Kloster Rupertsberg wird zum »Sprechzimmer Europas«.

In drei Büchern (*Scivias, Liber divinorum operum, Liber vitae meritorum*) veröffentlicht die »rheinische Sybille« in lateinischer Sprache ihre göttlichen Visionen, die sie nach eigenen Worten »nicht im Traum, nicht im Rausch«, sondern »hellwach« erlebt. Obwohl sie das »göttliche Licht« schon als Kind sieht, macht sie ihre Visionen erst mit 40 Jahren bekannt. Ein damals riskantes Unternehmen für eine Frau, die sich selbst »Posaune Gottes« nennt. Auslöser und Anstoß für ihre Veröffentlichung ist eine Krankheit. Hildegard deutet diese als Folge ihres Schweigens. Erst als sie ihr erstes Buch diktiert, wird sie gesund. Dieses Grundmuster zieht sich durch ihr ganzes Leben. Vor jedem neuen, unerhörten Schritt wird die Heilige schwer krank: Sei es vor der Einrichtung eines neuen Klosters oder vor ihren Predigtreisen, die zu dieser Zeit für Frauen verboten sind.

Zwischen 1150 und 1160 beweist Hildegard von Bingen, dass sie nicht nur Mystikerin, sondern auch Naturwissenschaftlerin und Ärztin ist. In diesen zehn Jahren verfasst sie ein umfangreiches Werk der Klostermedizin: Eine »Naturkunde« und Heilmittellehre (*Physica*) und eine »Heilkunde« (*Causae et Curae*), in der sie Heil- und Behandlungsmethoden schildert. Dabei stützt sie sich auf die wichtigsten Heilpflanzenbücher der Antike, des Mittelalters und auf eigene präzise Beobachtungen und Erfahrungen – und verwebt damit Spiritualität und praktische Anleitungen zu einer neuen, ganzheitlichen Therapie.

In ihrer Naturkunde beschreibt Hildegard in über 200 Kapiteln die Wirkung von Heilpflanzen und gibt zudem handfeste Tipps zur Behandlung von Krankheiten. Die Zahl ihrer Ratschläge und Heilmittel reicht an die 2000 heran. Dabei müssen die Empfehlungen immer vor dem Hintergrund des mittelalterlichen Weltverständnisses gesehen werden. Die Behandlungstipps der Heiligen basieren auf der damals geltenden Vier-Säfte-Lehre (siehe Seite 40).

»Ein Großteil der Rezepturen«, warnt der Arzt und Hildegard-Experte Heinrich Schipperges, »lässt sich nicht ohne weiteres in das Repertoire einer modernen Apotheke oder in die Sprechstunde des Arztes übertragen.« Dennoch ist Hildegard in vielen Dingen wegweisend. Viele ihrer Abhandlungen, sei es über Arnika, Königskerze, Fenchel oder Dinkel (vgl. dort) sind bis heute überzeugend.

Hildegard versteht ihre Heilkunde ganzheitlich und verknüpft sie wie kein anderer mit der christlichen Schöpfungslehre:
- Gesundheit bedeutet für die heilige Nonne die Harmonie des Menschen mit Gott, seiner Umwelt und dem ganzen geordneten Kosmos. »Zur Begründung ihrer Heilkunde geht Hildegard – ganz ihrer Schöpfungs- und Erlösungstheorie entsprechend – zurück bis zur Erschaffung der Welt, um damit die besondere Stellung des Menschen im Kosmos und seine Heilsbestimmung zu betonen«, schreibt Schwester Philippa Rath, die Cellerarin der Abtei St. Hildegard. Der Mensch ist nach Hildegard unzertrennlich mit dem Kosmos verbunden und hat die Aufgabe, ihn zu bewahren. Doch weil er sich wie ein »Rebell« benimmt, geraten die Elemente aus dem Gleichgewicht und machen auch den Menschen krank.

- Manchmal sind Krankheiten für Hildegard eben auch eine Last, die der Mensch tragen muss und die ihn offener, weicher und stärker machen können, wenn er sie akzeptiert.
- Gesundheit setzt für die Benediktinerin gesunde Lebensführung voraus. Ganz im Sinne ihres Ordensgründers soll Maßhalten Freude machen und Halt im Leben geben.
- Bestes Heilmittel überhaupt ist die Barmherzigkeit des Arztes und der Pflegenden gegenüber dem Kranken. Letztlich ist es Gottes heilende Kraft selbst, die dem Menschen zu Hilfe kommt und ohne die alle ärztliche Kunst und Zuwendung unwirksam wäre.

Lektion V
Richtig essen und trinken

Zisterzienser im Stift Zwettl, Österreich

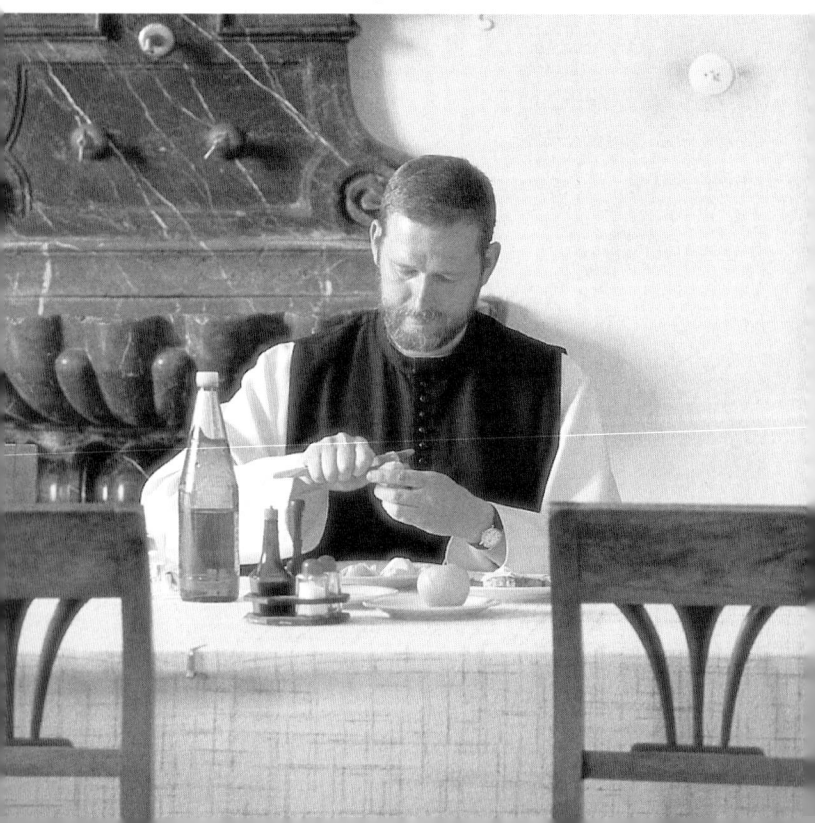

Wie Sie sich ausgewogen und gesund ernähren und was Sie von der klösterlichen Tischkultur lernen können

> »Eure Nahrungsmittel sollen Heilmittel und eure Heilmittel Nahrungsmittel sein.«
> Hippokrates

Im Kloster ist Essen etwas Besonderes. Der liebevoll gedeckte und mit Efeu geschmückte Tisch, eine brennende Kerze in der Mitte hat im kleinen Konvent Magdala meine Stimmung schon bei der Ankunft gehoben. Das gemeinsam gesungene Tischgebet verleiht der Mahlzeit einen feierlichen Charakter. Die Atmosphäre ist ruhig und heiter. Streit hat bei Tisch nichts zu suchen, er würde nur zu Magenschmerzen führen. Wenn es Probleme gibt, werden sie später angegangen. Das Essen ist einfach, aber köstlich und soweit möglich aus eigenem Anbau.

Ich finde es beruhigend, mir ansehen zu können, wie und wo die Salatköpfe, die Tomaten, die Zucchini, die

Richtig essen und trinken

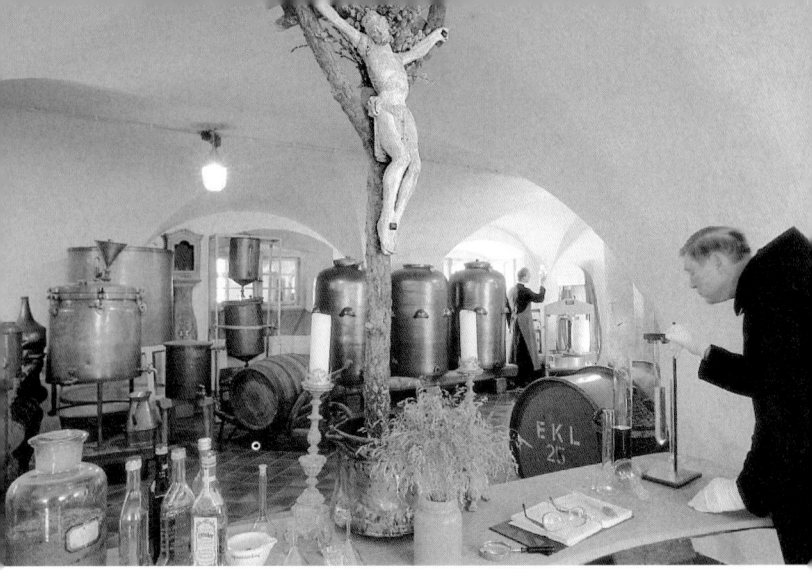

Likörherstellung im Kloster Ettal

Kürbisse und die Kräuter wachsen. Chemische Spritzmittel sind tabu. Schwester Leandra und die Gärtnerinnen arbeiten streng ökologisch. Sogar der Honig stammt aus der zum Kloster gehörenden Imkerei. Den Bienen kann man auf einer klostereigenen Wiese beim Ausschwärmen zusehen. Und was mich besonders fasziniert: Trinkwasser darf man sich selbst von der Quelle holen.

Trotzdem: Das Paradies auf Erden gibt es auch im Kloster nicht. Fleisch, Gemüse und Fisch werden dazugekauft. »Das Problem von verseuchtem Fleisch oder

Getreide betrifft uns alle«, dämpft Schwester Teresa meine Euphorie. Die Oberzeller Franziskanerinnen bestehen auf Gemüse der Saison und fordern Transparenz beim Einkauf. Panik allerdings kommt nicht auf. Letztlich siegt die Gelassenheit. »Es liegt alles in Gottes Hand«, meint eine Schwester. Dieses Urvertrauen sei nicht nur besser für die Nerven, sondern für die gesamte Gesundheit eines Menschen. Angst vor dem Essen schadet zusätzlich, denn sie schwächt nachweislich das Immunsystem.

Essen und Trinken, ganz grundsätzlich

Essen ist ein zentrales Mittel zur Bewahrung oder Wiedererlangung der Gesundheit, mit umfassenden Aspekten. Die unterschiedlichen Speisegesetze in den Religionen belegen die weit über die Nahrungsaufnahme wichtige Bedeutung der Esskultur. Auch bei den Mönchen des Abendlandes war die Auswahl und das Maß von Essen und Trinken von Anfang an streng geregelt, wurden sie doch von spirituellen Übungen und dem Wechsel von religiösen Fasten- und Fest-Zeiten bestimmt. Ein Zuviel oder Zuwenig in die eine oder andere Richtung war immer auch ein Gradmesser für den Gesamtzustand einer Klostergesellschaft, einschließlich ihres geistlichen Niveaus.

Wie wichtig den Ordensleuten das Thema war, zeigt sich auch daran, dass sie im Mittelalter immer wieder heftig über die Qualität und Einhaltung der Speisegesetze stritten. Die Anzahl und Reihenfolge der Gerichte galt nicht als Nebensache, genauso wenig die Bestimmungen über den Verzicht auf Fleisch oder die Frage, ob Eier und Käse in der Fastenzeit erlaubt seien.

Warnung vor der Völlerei

Einigkeit herrschte in der Ablehnung übertriebener Schlemmerei, die als Sünde betrachtet wurde, auch wenn sich bekanntlich nicht alle Klostermenschen zu allen Zeiten daran hielten. Schon der altchristliche Kirchenvater Clemens Alexandrinus wettert: »Ein Vielerlei an Speisen muss man meiden, da es manches Übel zur Folge hat. Körperliches Unbehagen, Revolutionen des Magens entstehen, wenn der Gaumen durch jene teuflische Kunst der Leckerbissen, durch die eitlen Bravourstückchen der Küche verdorben wird.« Und Kirchenvater Hieronymus stützte sich bei seiner Warnung vor maßlosem Essen und Trinken auf antikes Wissen: »Hippokrates lehrt in seinen Aphorismen, dass die fetten, feisten Körper, wenn sie über das Maß hinaus stark werden, gern an Gicht und anderen schlimmen Krankheiten leiden.«

Auch der heilige Benedikt warnte vor Übersättigung, doch bei den Essensvorschriften war der Ordensgründer, der sich selbst wohl vegetarisch ernährte, mild. Schon damals wusste er, was Studien heute bestätigen: Jeder Körper braucht etwas anderes, um gesund zu bleiben. Eine Diktatur von Diät- oder Fitnessprogrammen wäre mit ihm nicht möglich gewesen. Und so erlaubte Benedikt beim »Maß der Speise« für die Hauptmahlzeit »für jeden Tisch mit Rücksicht auf die Schwäche Einzelner zwei gekochte Speisen«. Zwar forderte er, auf das »Fleisch vierfüßiger Tiere« zu verzichten, für Kranke und auch für Alte ließ er aber Ausnahmen zu.

Von der Heilkraft des Essens

Wie wichtig die richtige Zusammenstellung des Essens ist, betont der beliebte österreichische Kräuterpfarrer und Dominikanermönch Josef Weidinger. Für ihn ist die »gute Hausfrau gleichzeitig Ärztin«. Dabei verweist er etwa auf die heilsame Wirkung der Petersilienwurzel für Zuckerkranke oder den magenstärkenden Basilikum.

Manche Gemüse wirken genauso heilsam wie Kräuter. Schon Hildegard von Bingen lobte beispielsweise den Fenchel als Stimmungsaufheller und Hilfe gegen Blähungen oder preist die bekömmliche Wirkung des Dinkels. Wer sich damit beschäftigt, kann sich allein schon durch richtige Wahl und Menge der Nahrung eine Vielzahl von Medikamenten ersparen. Die Deutsche Gesellschaft für Ernährung betont, dass etwa ein Drittel aller Krebserkrankungen mit falschen Ernährungsgewohnheiten zusammenhängt. Viel Gemüse und Obst, Vollkornprodukte und wenig Fett hätten sich in einer Untersuchung als beste Krebsschutzkost herausgestellt. 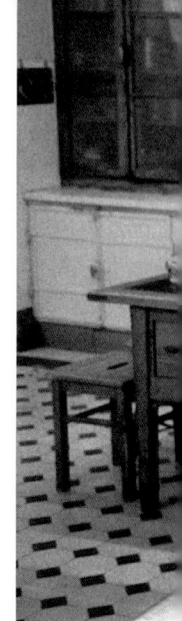 Auch für Pfarrer Kneipp gehörte die Ernährung zum Therapiekonzept. In seiner Behandlung stellte er viele Patienten auf vollwertige, einfache Kost um und erzielte damit erstaunliche Erfolge.

Weil viele Klöster ihr Gemüse und Obst selbst anbauen, kommt es dann auf den Tisch, wenn es wirklich reif ist. Erdbeeren im Winter sind in jedem Refektorium tabu. Saisongerechtes Essen ist nicht nur gesünder, sondern gibt einem ein Gefühl für den Rhythmus der Natur. Kräuterpfarrer Josef Weidinger empfiehlt,

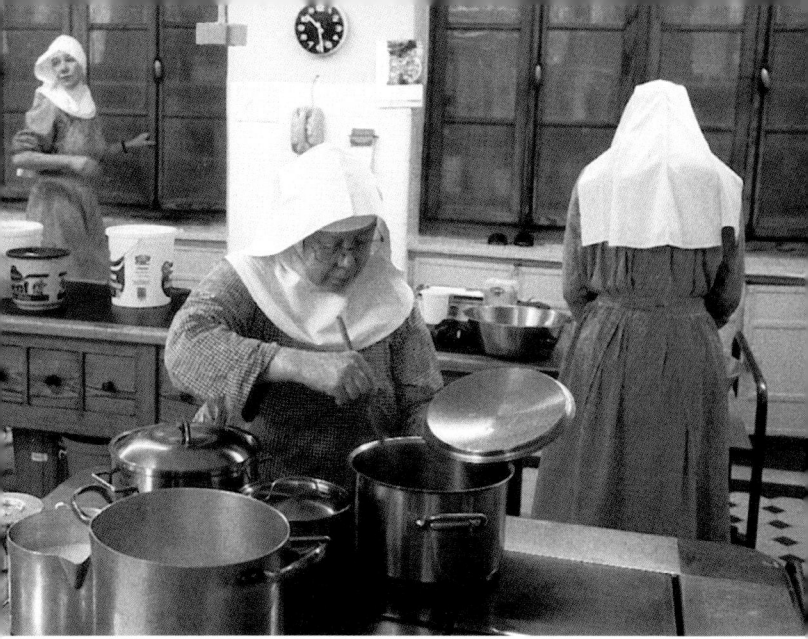

Klosterküche in Oberschönenfeld

günstiges Gemüse und Obst zu kaufen. Nachgereifte Ware sei schon faul. »Wenn Gemüse billig ist, dann ist es reif.« Das Gleiche gelte für das Obst: »Wenn es reif ist, ist es am billigsten, weil es noch nicht gelagert wurde. Und gerade dann von Äpfeln, Pfirsichen, Birnen, Weintrauben einige Zeit mehr zu essen, schadet gar nicht. Dieses schubweise Essen tut dem Körper gut. Nützen wir die Wochen aus, wo es von einer Gemüsesorte viel gibt. Das kann man auch zu einer Reiztherapie zählen.«

Agape – das christliche Liebesmahl

In einem großen Konvent läuft die Mahlzeit im Refektorium nach sehr klaren Regeln ab. Die Äbtissin der Benediktinerinnenabtei St. Hildegard in Rüdesheim beschreibt es so: »Das Refektorium eines Klosters ist nicht nur ein bloßer Speisesaal. Hier wird die gemein-

Pater Kilian

Pater Kilian aß gern und gut. Er wurde seinen Neigungen entsprechend »Coquus«, also zuständig für den Bereich der Küche. Sicher ist dies Amt wichtig nach der alten monastischen Weisheit: »Bona coquina, bona disciplina« (»Ist die Küche ausreichend gut, wird auch die klösterliche Ordnung gewahrt«). Laacher Kleriker, die später zum Studium nach Beuron fuhren, berichteten, er habe sie auf die Seite gerufen und in jedem Jahr neu gefragt: »Na, seid ihr noch vernünftig? Trinkt ihr noch Bier? Habt ihr noch die meterlangen Bratwürste?« Pater Kilian blieb sein Leben lang ehrlich und in seinen Aussprüchen originell. Eines Tages erklärte er: »Das schönste Evangelium für mich ist das himmlische Hochzeitsmahl, bei dem der Herr selbst an dem Tisch vorbeigeht und aufträgt. Endlich mal genug zu essen!«

Aus: Drutmar Cremer, »Nanu! Was sagt dazu wohl Benedikt?«

same Feier des Abendmahls in den Alltag hinein fortgesetzt. Die Mahlzeiten werden schweigend eingenommen, eine Tischleserin trägt mittags die neusten Nachrichten aus der Presse vor. Abends wird fortlaufend aus einem Buch gelesen. Eingeführt wird die Tischlesung mittags jeweils mit einem Abschnitt aus der Heiligen Schrift, abends endet sie mit einem Abschnitt aus der Benediktusregel.«

Speziell am Sonntag ist bei den Franziskanerinnen in Oberzell am Mittagstisch eine beeindruckende Feierlichkeit spürbar. Es ist eine jahrhundertealte Zeremonie: Nach der Messe ziehen die Schwestern laut einen Psalm betend durch den Klostergang, bis sie den festlichen barocken Speisesaal betreten (unter der Woche dagegen kommen sie schweigend aus der Sakramentskapelle) und an den langen, gedeckten Tischen Platz nehmen. Die Besonderheit in Oberzell: Jeden Sonntag legt Schwester Leandra nach dem Tischgebet Musik auf und gibt eine kurze Einführung dazu. Diesmal hat sie den Sonnengesang des Franz von Assisi, ein sehr fröhliches Stück, ausgesucht.

Währenddessen wird die Suppe weitergereicht. Wenn sich auch die jeweils gegenübersitzende Schwester bedient hat, darf man selbst beginnen. Die Achtung des anderen ist ein ebenso wichtiger Bestandteil der heilsamen Wirkung wie das Essen selbst.

Tischkultur – eine Erfindung der Mönche

In Oberzell hat jede Schwester ihre eigene Stoffserviette. Sie gehört genauso zur Tischkultur wie das Tischgebet zu Beginn und Ende. Ebenso unverzichtbar sind die Rituale, wonach niemand vor seinem Tischnachbarn zu essen beginnt. Rücksichtnahme ist ebenso wichtig wie konzentriertes Kauen. Die Verdauung beginnt schließlich bereits im Mund. Jeder lässt sich Zeit und genießt den Bissen auch als Zeichen der Wertschätzung der Nahrung, die Gott wachsen ließ und die der Koch mit Liebe und Mühe zubereitet hat.

Die Esskultur hat ihren Ursprung in den Klöstern, selbst die Servietten. Die Verbindung mit der gemeinsamen Mahlfeier am Tisch des Herrn hob Essen in eine ganz andere Kategorie. Die Klöster setzten sich damit von bäuerlichen oder primitiven ritterlichen Essgewohnheiten ab, bei denen es üblich war, nicht nur mit den Händen zu essen, sondern auch zu rülpsen und den Winden der Gedärme freien Lauf zu lassen.

Am Schluss der Mahlzeit bleibt auf dem eigenen Teller nichts zurück. Die Verpflichtung, alles aufzuessen, führt dazu, dass sich jede Schwester nur so viel nimmt, wie sie auch wirklich essen will und kann. Weggeworfen wird nichts. Reste kommen in den Kühlschrank.

Mönche als Genießer

Wer richtig arbeitet, kann auch richtig entspannen, und wer richtig fastet, kann auch feiern und genießen. Viele kulinarische Kostbarkeiten haben wir der Küche der Mönche zu verdanken. »Freunde, schnell, ich trinke Sterne«, rief der Benediktinermönch Dom Pérignon, als er im 18. Jahrhundert zum ersten Mal Champagner kostete. Der blinde Kellermeister aus dem französischen Epernay hatte das Champagnerverfahren maßgeblich mitentwickelt und gleich auch noch den richtigen Flaschenverschluss erfunden: einen Korken mit Stahldraht.

Die Orden wussten, wie es geht: Ohne die Mönche von Grottaferrata zum Beispiel gäbe es keinen Frascati, ohne die Cluniazenser keinen Burgunder. Und ganz offensichtlich lockt auch die Kunst des Bierbrauens heute noch Fromme und weniger Fromme in berühmte Klosterschänken, wie etwa ins bayerische Andechs am Ammersee. Viele Klöster haben ihre eigene Spezialität: vom feinen Lavendelhonig französischer Benediktiner über handgefertigte Milchschokolade, selbst gemachte Früchtewürfel ohne Farbe und Konservierung – bis hin zu Lakritzpastillen mit Minze aus Süßholz, gefertigt von den Dominikanerinnen aus Lourdes. Traditionelle Produkte, die heute nicht nur vor Ort, sondern über den Versandhandel »Gutes aus Klöstern« auch per Katalog zu beziehen sind.

(Adresse, siehe Anhang)

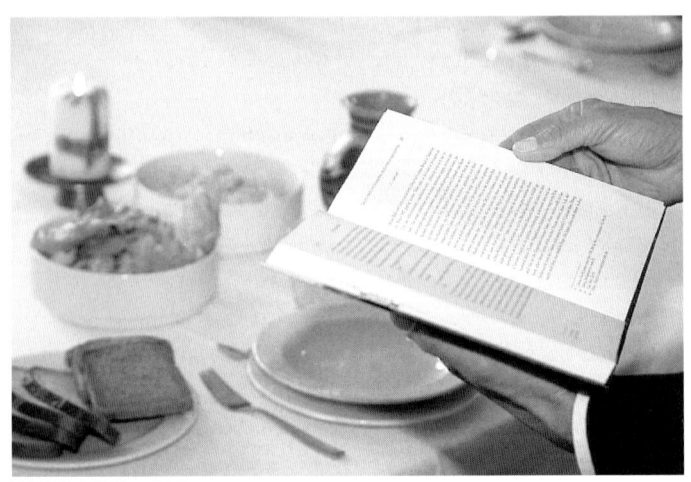

Tischgebet: Zeit nehmen für das Mahl

Ernährungstipps aus den Klöstern

- Essen Sie immer zu den gleichen Zeiten. Die regelmäßigen Mahlzeiten strukturieren nicht nur den Tag, sondern sind auch für die Verdauung wichtig. »Wer ständig zu anderen Zeiten isst, dessen Körper kann sich nicht auf einen geregelten Rhythmus einschwingen und er könnte Verdauungsprobleme bekommen«, betont Pater Pausch. Gefrühstückt wird in Oberzell zum Beispiel um 7 Uhr nach den Laudes.

Mittagessen gibt es um 12 Uhr nach der Andacht, sonntags schon um 11.30 Uhr, und Abendessen nach der Vesper um 18 Uhr.
- Stärken Sie sich am Morgen mit einem gesunden, kräftigen Frühstück und halten Sie sich dafür abends mit Essen und Trinken zurück. Die Ordensleute beherzigen bis heute beim Essen die alte bewährte Regel: Morgens wie ein Kaiser, mittags wie ein König und abends wie ein Bettelmann. Dem liegt auch die Erkenntnis zugrunde, dass man in der Nacht schlecht schläft, wenn zu viel Unverdautes den Magen und Darm belastet. Denn auch die Verdauungsorgane machen am späten Abend Pause.
- Essen Sie deshalb nicht zu spät, sonst belasten Sie Ihren gesamten Organismus unnötig und werden möglicherweise von Albträumen geplagt. Denn nachts ist der Körper auf Fasten eingestellt.
- Nehmen Sie sich Zeit für das Essen. Sorgen Sie für eine angenehme Atmosphäre bei Tisch, schon eine Kerze gibt der Mahlzeit eine feierliche Note. Im Kloster erinnert das Kerzenlicht an die eigentliche Mitte des Lebens, an Gott. Vermeiden Sie Streit beim Essen und kauen Sie gründlich. Richtiges Kauen entlastet die Verdauung und macht schneller satt. Außerdem achten Sie dadurch Ihr Essen besser. Wer Nahrung zu schell hinunterschlingt riskiert, dass er

Sodbrennen bekommt, und verdirbt sich im Grunde die Freude über die Speise.
- Bereiten Sie Ihre Mahlzeit mit Liebe und Fantasie zu. Das ist nicht nur ein Zeichen der Zuneigung für die eigene Familie. Kochen kann sehr entspannend sein und wirkt der allgemeinen Hektik entgegen. Sparen Sie mit Salz und nutzen Sie dafür die Kraft der frischen Kräuter.
- Essen Sie maßvoll. Nehmen Sie sich nur so viel auf den Teller, wie Sie auch wirklich essen können. Damit vermeiden Sie, dass Sie Reste wegwerfen oder noch essen, wenn Sie schon satt sind. Die Schwestern in Oberzell nehmen sich nur nach, wenn sie wirklich Hunger haben. Diese Art, bewusst zu essen, ist besser als jede Diät.
- Verzichten Sie auf Zwischenmahlzeiten. Wer pausenlos isst, dessen Verdauung kommt nie zur Ruhe. Im Kloster gibt es weder Junkfood noch ungesunde Snacks.
- Achten Sie auf die Getränke und seien Sie nicht nur beim Alkohol zurückhaltend. Auch Kaffee und schwarzer Tee sind Genussmittel, die nicht den Durst löschen, sondern dem Körper sogar Wasser und Kalzium entziehen. Im Kloster gibt es vor allem Mineral- und Quellwasser oder Saft zu trinken und natürlich auch Tee. Versuchen Sie doch einmal selbst,

wie wohltuend so eine Mischung aus den verschiedensten Kräutern ist.
- Und zu guter Letzt: Wenn es bei Ihnen nicht sowieso fester Bestandteil der Mahlzeiten ist: Führen Sie doch das gute alte Tischgebet wieder ein. Es gibt dem Essen eine ganz andere Bedeutung, erhöht die Wertschätzung und »heiligt« die Speisen, indem es sie mit positiver Bedeutung auflädt.

Omelett mit Salbei

Folgendes Gericht empfiehlt der Cellerar des Klosters Andechs, Pater Anselm Bilgri:

Zutaten: 1 TL Pinienkerne, 6 Eier, 6 EL Milch, 2 EL frisch gehobelter Parmesan, Salz, frisch gemahlener Pfeffer, 8 Blätter frischer Salbei, 1 TL Olivenöl, Butter.

Die Pinienkerne in einer Pfanne leicht rösten und wieder herausnehmen. Eier und Milch verquirlen. Einen Esslöffel Parmesan, Salz und Pfeffer unterrühren. Die Salbeiblätter in heißem Olivenöl knusprig braten. Die Hälfte der Blätter aus der Pfanne nehmen und beiseite legen. Die Butter in der Pfanne schmelzen und die Eier-Milch-Mischung zugießen. Den Deckel auf die Pfanne legen und das Omelett bei kleiner Hitze etwa fünf Minuten stocken lassen. Das Omelett dann wenden und die zweite Seite ebenfalls fünf Minuten bei kleiner Hitze stocken lassen. Das Omelett mit dem restlichen Parmesan, den Salbeiblättern und den Pinienkernen bestreuen.

Lektion VI
Richtig fasten

»Entsagung ist ein Königsweg zur eigenen Stärkung.«

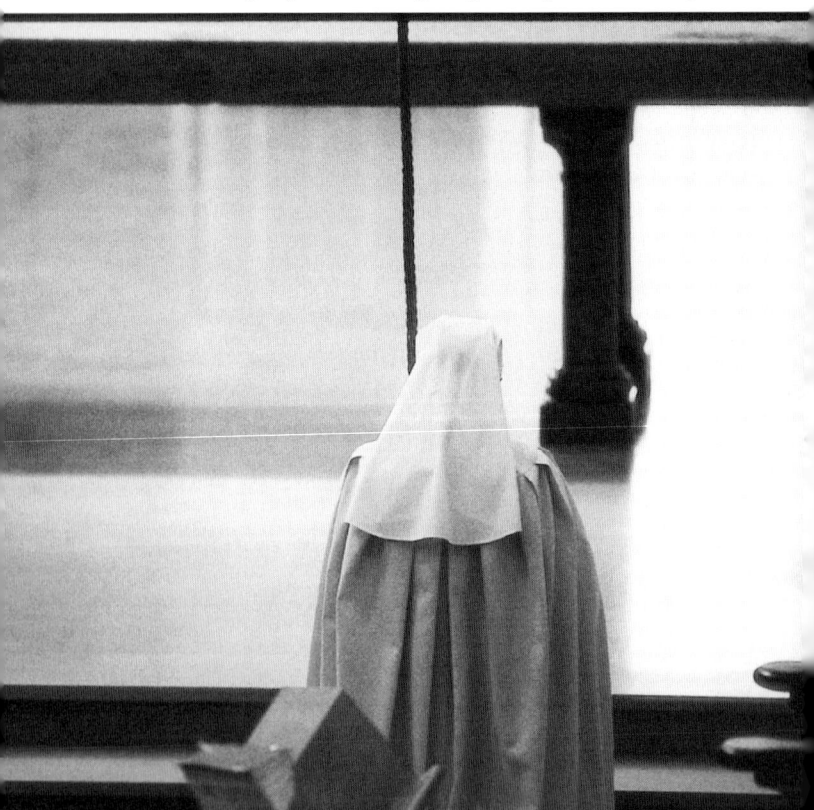

Wie Sie Körper und Geist reinigen und neue Kraft bekommen können

> »Wenn aber alle Völker den Rat des Fastens annähmen, um ihre Fragen zu regeln, würde nichts mehr verhindern, dass tiefster Friede in der Welt herrsche.«
>
> Basilius der Große

Es klingt paradox, aber Fasten ist in der Kultur der Klöster nicht nur eine Art Allheilmittel, es macht offensichtlich auch glücklich. Die meisten Erfahrungsberichte von Männern und Frauen, die mindestens eine Woche lang enthaltsam gelebt haben, klingen euphorisch. »Ich bin glücklicher, aktiver, organisierter und disziplinierter. Meine Haut reinigt sich und fängt an zu strahlen. Es ist wundervoll«, jubelt die Teilnehmerin eines Fasten-Seminars. Eine andere bekennt: »Das Fasten hilft mir, besser zu meditieren. Dadurch spüre ich meine eigene Mitte, spüre Gott in mir besser.«

Weniger ist mehr. Ballast abzuwerfen wirkt extrem befreiend und schärft die Sinne für das Wesentliche.

Richtig fasten 137

Das erfährt fast jeder, der einmal länger fastet. Und darum geht es. Fasten ist weder Schönheitsdiät noch Hungerkur. Es ist eine uralte Tradition, und die Vorstellung, dass sich Fasten ganzheitlich heilsam für Körper und Seele auswirkt, gehört zum Wissen aller großen Religionen der Welt.

Fasten – Reinigung von Leib und Seele

Fasten dient bei den Christen gemäß der Überlieferung bis heute der Vorbereitung von Feier- und Festtagen und der spirituellen Vertiefung. Für Pater Anselm Grün ist es »Beten mit Leib und Seele«. »Denke ich darüber nach«, so meint etwa auch der Cellerar von Andechs, Pater Anselm Bilgri, »ist es auch und gerade die Fasten- und Abstinenzpraxis, die dem Klosterleben das Unterscheidende, heute würde man sagen, das Profil verleiht.« Grundlegend ist beim Fasten die Reinigung – nicht nur in körperlicher, sondern vor allem auch in spiritueller Hinsicht. Verzicht und Entsagung im weitesten Sinn sollen nicht nur den Körper, sondern auch den Geist von krank machenden Giften, bösen Gedanken, negativen Gefühlen, Gewohnheiten und Süchten befreien. Entsagung ist für Nonnen und Mönche ein

Königsweg zur eigenen Stärkung, eine reinigende Medizin. Nicht von ungefähr gibt es spezielle »Fastenpredigten«, die das Fasten gewissermaßen mit »geistlicher Nahrung« unterstützen und Denkanstöße vermitteln sollen.

Wer auf Essen verzichtet, dem werden deutlich auch wieder seine eigenen Abhängigkeiten vor Augen geführt. Fasten ist eine »Art Großputz der Seele«, wie es Schwester Adelhilde aus Oberzell ausdrückt. Ab und zu müsse man eben bei sich selbst einmal kräftig aufräumen, ausmisten und sauber machen, ob es nun überflüssige Pfunde oder schlechte Lebensgewohnheiten betrifft. Danach, so wissen Nonnen und Mönche, fühlt man sich nicht nur körperlich leichter, sondern man verspüre das Gefühl der Erleichterung und Befreiung ganz umfassend.

Von der Entstehung des Fastens

Die Übung des Fastens ist so alt wie das Christentum selbst und auch für die Entstehung des Mönchtums (von griechisch »monos« = allein) war diese Grundtugend von entscheidender Bedeutung. In den Augen der Mönchsväter war etwa die Suche nach Gott ohne das

Fasten gar nicht möglich. Schon Bischof Athanasius von Alexandrien schrieb: »Siehe da, was das Fasten wirkt! Es heilt die Krankheiten, trocknet die überschüssigen Säfte im Körper aus, vertreibt die bösen Geister, verscheucht verkehrte Gedanken, gibt dem Geist größere Klarheit, macht das Herz rein, beteiligt den Leib und führt schließlich den Menschen vor den

Fasten trocknet überschüssige Säfte aus.

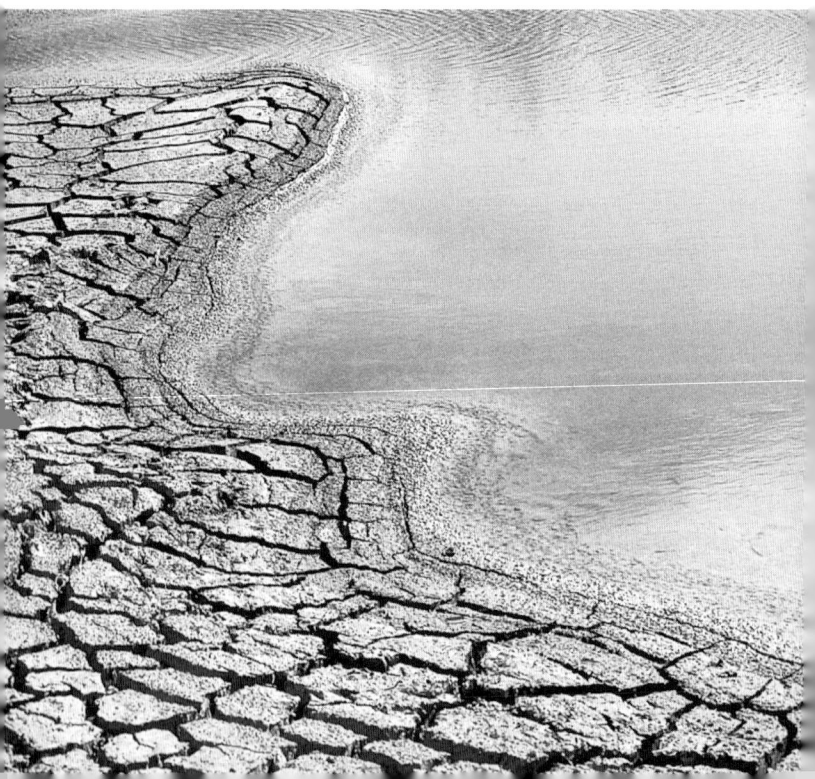

Thron Gottes. Eine große Kraft ist das Fasten und verschafft große Erfolge.«

Manche der Wüstenmönche aßen nur an zwei Tagen in der Woche Kräuter und Rohkost. Andere lebten von Brot, Wasser, Salz, Hülsenfrüchten, Beeren und ein wenig Gemüse. Oft hatte dabei die Askese freilich so extreme Formen angenommen, dass Benedikt in seiner Regel für das abendländische Mönchtum mit gutem Grund auch bei dieser Übung immer wieder auf das rechte Maß hinwies. In seinen Anleitungen empfahl er, der Mönch entziehe in der Fastenzeit »etwas an Speise, Trank und Schlaf und verzichte auf Geschwätz und Albernheiten«. Jeder Bruder bekomme »einen Band der Bibel, den er von Anfang bis Ende ganz lesen soll«. Man könne auf diese Weise etwas von den »früheren Nachlässigkeiten tilgen«. Wie immer erwies sich Benedikt aber auch als großer Psychologe. Weil er die Gefahren des Hungerns erkannt hatte, war ihm vor allem die »Freude« der Mönche beim Fasten wichtig. Murren und schlechte Laune verkehren aus seiner Sicht den Sinn der religiösen Übung ebenso ins Gegenteil wie übertriebene asketische Höchstleistungen.

Die ganze Dimension des Fastens erschloss sich für die frühen Mönche durch einen Blick auf die Propheten des Alten Testaments, bis hin zur Erscheinung jenes Herrn, dem sie nachfolgen wollten. Immerhin musste Moses 40 Tage und Nächte brotlos in die Wüste, bevor er gereinigt genug war, in die Nähe Gottes zu gelangen und seine Gesetze zu empfangen. Der Prophet Jona wiederum konnte die Bewohner von Ninive nur vor der angedrohten Strafe Gottes retten, indem er sie zu einem büßenden Fasten überredete. Ebenfalls 40 Tage dauerte das Fasten von Elija und Jesus, die sich damit auf ihre jeweilige Mission vorbereiteten.

Fasten ist in der Tat eine Art Grundwaschgang zur Reinigung der ganzen Person. Ein Prozess, in dem dann folgerichtig auch das hochkommt, was sich an Schmutz und Unrat angesammelt hat. Mehr noch: Deutlich werden auch die schmeichelnden Verführer und Versucher, die falschen Einsager, die wir meist ganz gerne dulden und die nun offen zu Tage treten. Wer sie nicht überwindet, wird nicht nur den Fastenkampf verlieren und in die alten üblen Gewohnheiten und Bequemlichkeiten zurückfallen.

Entsagung und Leid allerdings sind schon der Anfang einer neuen Geschichte, des immer wieder so notwendigen Neuanfangs, um sich zumindest von Zeit zu Zeit einmal neu zu justieren. Und dann bilden sich dabei schließlich auch jene Kraftstoffe, die uns helfen, mit unserem manchmal bereits ziemlich ramponierten Fahrzeug auf dem Weg des Lebens wieder besser weiterzufahren.

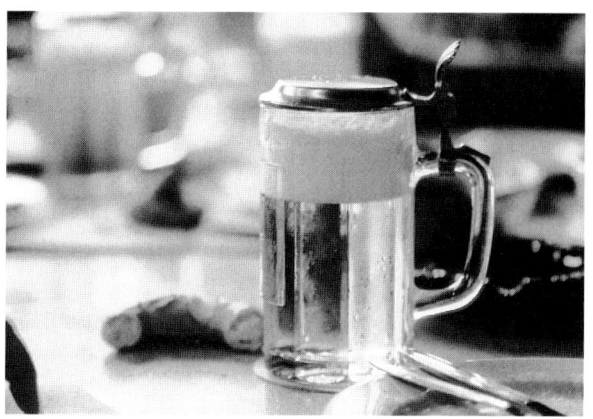

Breze und Bier: Fasten-Erfindungen der Mönche

Von Bieren und Brezen

Wussten Sie, dass die Breze eine Erfindung aus der Fastenzeit ist? Ihre Form soll die gekreuzten Arme eines Mönchs symbolisieren (Breze von lateinisch »bracchium« = Arm). Sie galt als ideales Stärkungsmittel für die Zeit des Verzichts, weil sie nahrhaft und fleischlos ist. Ebenfalls eine bis heute beliebte Erfindung ist das Fastenbier. »Flüssiges bricht Fasten nicht« erkannten im Jahre 1630 die Paulanermönche, und so brauten sie »flüssiges Brot«. Dieses Starkbier mit 7,5 Prozent Alkohol ist besonders kräftig und nahrhaft und half über Hungergefühle hinweg. In Bayern ist die Fastenzeit deshalb bis heute auch Starkbierzeit.

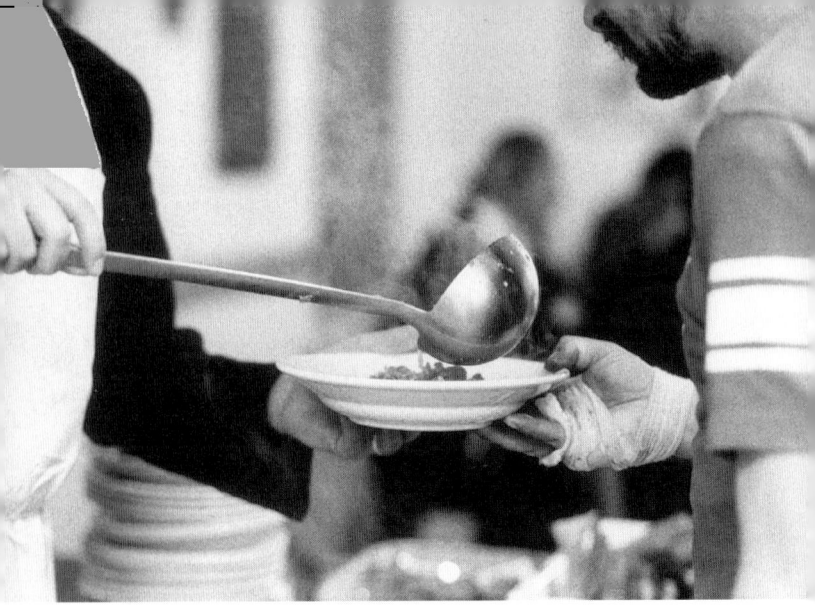

Essenausgabe im Kloster: Fasten heißt auch teilen

Fasten – eine wirksame Medizin

Es war der Mediziner Otto Buchinger, ein zum Katholizismus konvertierter Protestant, der in den 20er-Jahren des vergangenen Jahrhunderts die vorbeugende und heilende Wirkung des Heilfastens neu entdeckt hatte und diese Medizin wieder einem breiten Publikum zugänglich machen wollte. Heilfasten dauert mehrere Wochen und wird inzwischen nicht nur von Mönchen, sondern auch von Ärzten in Fastenkliniken begleitet. Heilfasten und religiöses Fasten waren dabei für Buchinger »im tiefsten Grunde dasselbe«. Das Heil des Körpers und das Heil der Seele, so der Mediziner, bedinge sich gegenseitig. In seiner Praxis entdeckte er, dass der längere Verzicht auf Nahrung bei vielen Krankheiten nicht nur heilend wirkt, sondern bereits auch vorbeugend das Entstehen gesundheitlicher Probleme verhindert:

- Gerade bei chronischen Erkrankungen ist eine Fastenkur eine effektive Alternative. Bei folgenden langwierigen Leiden wurden damit erstaunliche Erfolge erzielt: bei Rheuma, Arthritis, bei Arteriosklerose und bei Hautkrankheiten. Bei Depressionen, auch das ist mittlerweile medizinisch erwiesen, verbessert der Verzicht auf Essen die Stimmung, da der Nahrungsentzug im Körper zur Ausschüttung euphorisch wirkender Hormone führt.
- Aber auch gegen Fett und überhöhte Cholesterinwerte ist Fasten eine ideale Waffe. Inzwischen werden cholesterinsenkende Medikamente sogar gegen die Alzheimer-Krankheit eingesetzt, da man hier einen Zusammenhang vermutet.
- Selbst wenn Sie krank sind, kann der Verzicht auf Essen den Heilungsprozess beschleunigen, betont der Internist und Physiotherapeut Hellmut Lützner,

der das »Fasten für Gesunde« populär gemacht hat. Der Körper spart sich durch den »Urlaub für die Verdauung« 30 Prozent des gesamten Energieaufwands – und nutzt die frei werdenden Kräfte für die Heilarbeit. Schließlich fasten wir ja auch jede Nacht, um uns zu regenerieren. Die Engländer nennen das Frühstück folgerichtig »breakfast« (= Fastenbrechen).

- Fasten macht nicht schlapp, sondern fit. Kein Bergsteiger oder Sportler isst direkt vor dem Aufstieg oder einer Kraftanstrengung. Die Energiedepots im Körper sind schneller abrufbar als die Energie, die erst durch langwierige und Kraft raubende Verdauung frei wird.
- Fasten schärft die Sinne und steigert die Kreativität. Hellmut Lützner: »Ein österreichischer Philosoph behauptete, er habe die besten Dinge während seiner Fastenzeit geschrieben. Von Malern weiß ich, dass sie eine Fülle von Farb- und Formeneindrücken hatten, die sie nach dem Fasten in Bilder umsetzten; andere wiederum erlebten ungewöhnlich produktive Phasen.«
- Fasten erhöht die Wertschätzung: Wer die Tage der Enthaltsamkeit durchgestanden hat, kann danach ganz anders genießen und feiern. »Mit so großer Freude wie nach dem Fasten habe ich noch nie eine Gemüsesuppe gegessen«, heißt es in dem Bericht

eines Fastenteilnehmers, »ich habe diese erste Mahlzeit regelrecht zelebriert.«
- Wichtig ist es, den richtigen Zeitpunkt für das Fasten zu finden. Stehen Sie beruflich stark unter Druck, verschieben Sie die Sache lieber. Sie sollten Zeit haben, um sich zurückziehen zu können. (Siehe auch: Seewald, Peter/Müller, Bernhard »Das Fasten der Mönche«, Heyne Verlag.)

Lektion VII
Richtig arbeiten und entspannen

Pausen zum Aufatmen sind für das Wohlbefinden unerlässlich.

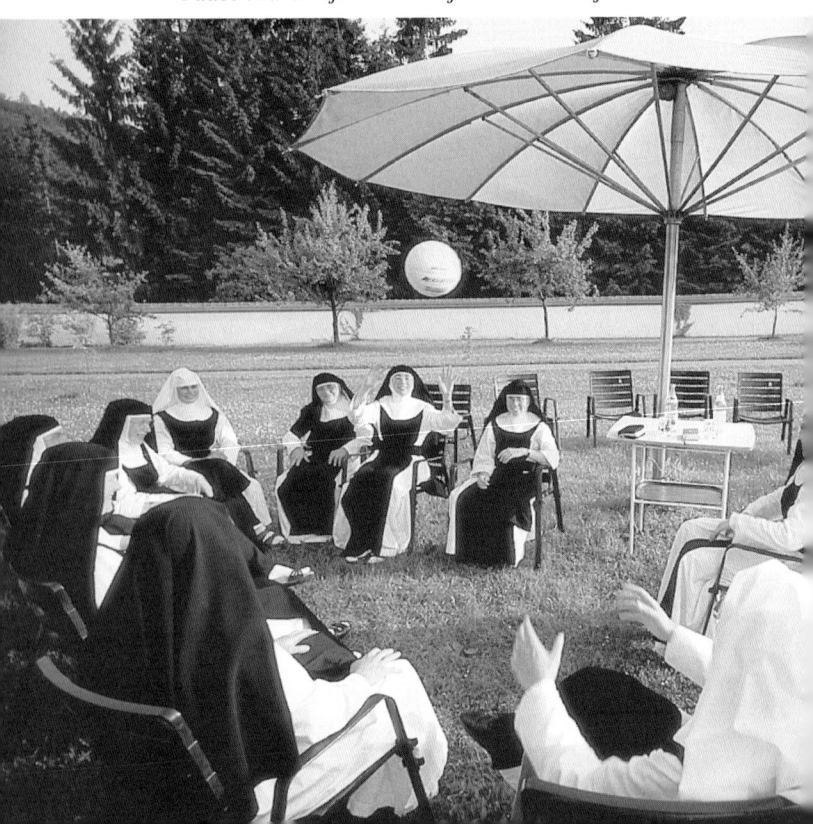

Wie Sie es schaffen, von Arbeit und Problemen nicht überwältigt zu werden und Ruhe finden

Auf den ersten Blick ist es nur eine Kleinigkeit, aber die Bedeutung, die dahinter steckt, hat mich sehr beeindruckt: Als ich an der Oberzeller Klosterpforte Geld für eine Postkarte wechseln möchte, fällt mir auf, dass die Schwester neben ihrem Computer, an dem sie gerade arbeitet, ein brennendes Teelicht aufgestellt hat. Ein Symbol für die Gegenwart Gottes, die ihr auch bei der Arbeit Kraft geben soll. Die Szene hat etwas Beruhigendes und die sanfte Fröhlichkeit der Klosterfrau steckt mich sofort an.

»Wo rennst du hin, so bleib doch hier, der Himmel ist in dir, suchst du ihn anderswo, du fehlst ihn für und für.«

Angelus Silesius

Ora et labora

Die Klöster bieten einen beachtlichen Gegenentwurf zu unserem vielfach so unbarmherzig gewordenen Arbeitsleben, in dem Dauerstress, Mobbing, Existenzängste oder Karrieregier immer mehr Menschen krank machen. Vieles könnten wir von den Ordensleuten als Anregung in unseren Alltag übernehmen. »Ora et labora« lautet der Leitspruch Benedikts: »Bete und arbeite.«

Es ist kein Zufall, dass das Beten an erster Stelle steht. Die Arbeit wird dem Gespräch mit Gott, der Gottesdienstfeier und Meditation untergeordnet – heutzutage ein nahezu revolutionärer Gedanke. Das Seelenheil des Menschen – das Feiern – kommt noch vor der Arbeit. Und das kann im Kloster niemand vergessen, denn der Arbeitsalltag ist untergliedert in Andachten und Chorgesänge. Es sind Pausen zum Aufatmen, in denen man von der Arbeit abschaltet und sich einmal auf ganz andere Dinge im Leben besinnt.

Ordensleute leben in dem Bewusstsein, dass sie nicht alles alleine machen müssen – und auch gar nicht machen können. Ein kurzes Gebet, wenn sie einmal nicht weiterkönnen, genügt manchmal schon, und die Gelassenheit, die sie dadurch gewinnen, befreit im Grunde nicht nur von Ängsten, Verbissenheit und Stressgefühlen, sondern macht die Arbeit insgesamt leichter und erträglicher. Es wäre ein Zeichen von falschem Stolz und Hochmut, bei Überlastung die eigenen Sorgen nicht auch bei Gott abzuladen, ihn um Hilfe anzuflehen oder nicht auch andere Brüder oder Schwestern um Unterstützung zu bitten. Dadurch entdecken sie neue Problemlösungen und verhindern, dass die Arbeit sie erdrückt oder gar zu ihrem Sklaven macht.

»Wenn es nur noch auf das Ergebnis ankommt, stimmt etwas nicht«, warnt Pater Pausch. Der Wert der Arbeit liege schließlich auch in der Chance zur schöpferischen Verwirklichung seiner Fähigkeiten und zur sozialen Entfaltung bei der Zusammenarbeit mit Kollegen. Pausch: »Wer Arbeit richtig versteht und annimmt, erhält dafür einen Lohn, der nicht nur aus Geld und Urlaub besteht.«

Arbeit – jede Aufgabe zählt

Arbeit ist nicht Selbstzweck, sondern dient der Gemeinschaft und letztlich dem Lob Gottes und seiner Schöpfung. Keiner schuftet sich hier – von Prestige- und Karrieregedanken getrieben – durchs Leben. Edith Stein meinte einmal, es sei letztendlich gleich, ob man Kartoffeln schäle oder schreibe. Die hochbegabte jüdisch-christliche Wissenschaftlerin wurde, als sie ins

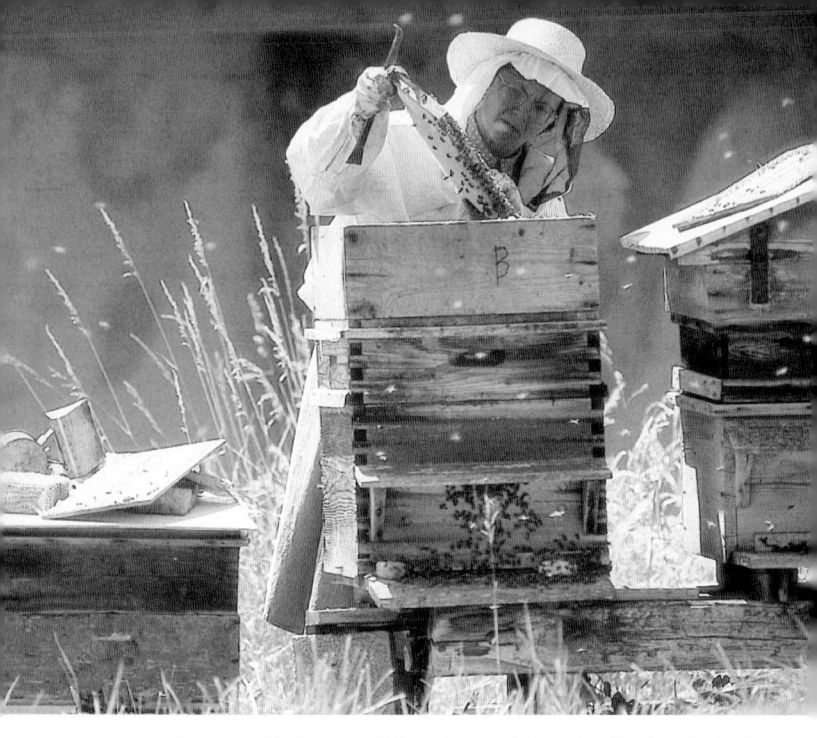

Nonne mit Bienenstöcken: Honig ist wertvolle Handarbeit.

Karmeliterinnenkloster eintrat, wie alle anderen Novizinnen zuerst in der Küche eingeteilt, wo sie sich allerdings recht ungeschickt anstellte. Über diese Zeit bekannte sie einer ehemaligen Schülerin, das sei eine gute Schule der Demut gewesen, wo sie doch bislang ihr ganzes Leben für ihre akademische Arbeit so übermäßig geehrt worden sei.

Im Kloster hat jede Tätigkeit den gleichen Stellenwert. Handarbeit ist genauso wertvoll wie geistige Anstrengung. In Oberzell sind die Schwestern abwechselnd eingeteilt: zum Tischdecken, Essenservieren, Abräumen oder Abtrocknen. »Gerechtigkeit für alle«, lautet das Motto.

Freude und Liebe – die Voraussetzungen für gelungenes Arbeiten

Dass Handarbeit ihren Makel verloren hat, ist dabei eines der großen Verdienste Benedikts. In den Zeiten von Völkerwanderung, Vandalismus und Krieg forderte er dazu auf, das Land neu zu bebauen. Die Ordensleute legten selbst Hand an.

Und Arbeit, vordem eine verachtete Tätigkeit für Sklaven und Abhängige, wurde damit nicht nur geadelt, sondern schuf die Grundlagen für eine neue Kultur und einen zunehmenden Wohlstand.

Wichtig ist nach klösterlichen Maßstäben weniger was, sondern vor allem wie etwas getan wird. Arbeit, die mit Freude und Liebe erledigt wird, geht besser von der Hand. Widerwillen führt zu Pfusch und macht den Arbeitenden irgendwann krank. Pater Anselm Grün rät jedem, auf die Warnsignale seines Körpers zu achten: Sind wir bei der Arbeit immer nervös und zerstreut, so laufen wir vielleicht vor uns selbst davon. Wer mit Müdigkeit kämpft, selbst wenn er genug Schlaf hat, wehrt sich möglicherweise unbewusst gegen Probleme.

Warum Sonntage und geregelte Zeiten wirklich eine göttliche Empfehlung sind

Stille, Pausen und vor allem das Gebet sind feste Pfeiler im klösterlichen Arbeitsalltag. Schwester Teresa zieht sich beispielsweise gerne an ihren Lieblingsplatz in eine Ecke des Klostergartens zurück. Von hier aus, hinter dem Gemüsebeet, übersieht man das ganze malerische Klostergelände und blickt gleichzeitig nach »draußen« auf den Main. Während wir dort sitzen und die Sonne und das Ambiente genießen, meint sie: »Wenn ich einmal meine Betrachtung nicht schaffe, spüre ich das. Ich verliere mich dann schneller, entscheide in der Arbeit voreilig Dinge, die ich besser nicht entschieden hätte.«

Generaloberin Veridiana kann sich gar nicht vorstellen, wie sie die Herausforderung ihrer Aufgabe ohne tägliche Meditation bewältigen könnte: »Jeder von uns

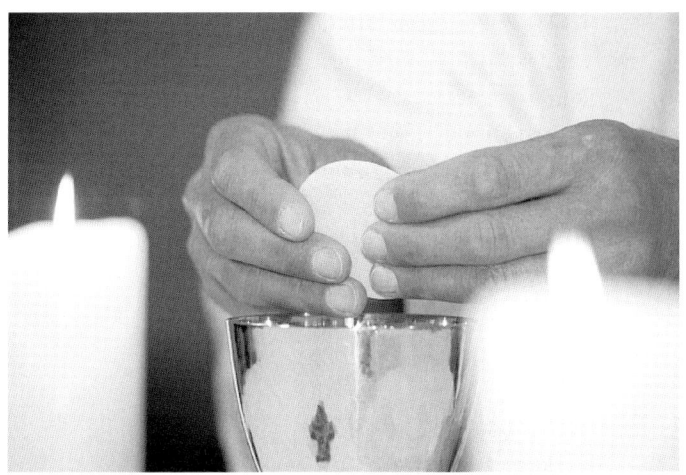

Feier der Eucharistie: Sonntag als Gottesgeschenk

nimmt sich täglich eine halbe Stunde Zeit für eine Betrachtung«, erklärt sie. Sie lasse dabei »die Gedanken einfach kommen«. Ansonsten meditiert die Schwester über ein Wort oder eine Textstelle aus der Bibel: »Ich nehme mir Zeiten der Stille, dann gehe ich ganz anders in den Tag.« Nach dem Mittagessen sucht die Generaloberin noch einmal einen ruhigen Ort auf, oft ist es die Kapelle. »Dadurch gewinne ich Abstand. Meistens habe ich einen Zettel dabei und schreibe mir wichtige Gedanken auf, damit sie nicht verloren gehen. In der Stille kommt viel hoch, und das ist wohltuend.«

Als eine Kraftquelle der besonderen Art gilt im Kloster das Gebot, den Sonntag zu ehren und ihn gar zu heiligen. Sonntagsruhe im wörtlichen Sinn: frei von Bau- oder Straßenlärm, aber auch frei von Hektik, von Belastung, um wieder einen unbeschwerten Tag, einen Tag der Sinne, der Besinnlichkeit zu haben, der für den leib-seelischen Ausgleich geradezu unerlässlich ist und als ein Gesundheitsfördermittel erster Güte bezeichnet werden kann. Ein Tag, um über die Übung eines sonntäglichen Gottesdienstes nicht nur wieder Ruhe in sich selbst zu finden, sondern auch eine Beziehung zum Absoluten schlechthin.

Pater Pausch ist davon überzeugt, dass der siebte Tag als Ruhetag keine aus der Luft gegriffene Erfindung, sondern der Grundordnung des Lebens regelrecht eingeschrieben ist. Als man zum Beispiel in Russland versucht habe, erst jeden zehnten Tag zum Ruhetag zu machen, seien zunächst die Tiere krank geworden, so der Mönch. Daraufhin habe man die Regelung schnell wieder abgeschafft. Nach Ansicht des Benediktiners entwickeln sich die Menschen nach einem Siebener-Rhythmus. Die Entspannung am siebten Tag sei für den Körper und die Seele wichtig. Gläubige Christen tanken beim Gottesdienst auch seelisch auf – und wer ausgeruht ist und seine Mitte gefunden hat, findet während der Woche mehr Spaß und Kraft für seine Aufgaben.

Die Pausen nach dem Biorhythmus

Die Heilkunst der Mönche erklärt auch – und noch vor so manchen Arzneitipps oder homöopathischen Kniffen –, wie man mit einem Rhythmus, der der Natur des Menschen entspricht, viel leisten kann, ohne dabei aus dem Gleichgewicht zu geraten. Typisch Benedikt: Seine Erkenntnis bezog der Mönchsvater meist aus der Heiligen Schrift selbst. Und dazu zählte auch die Einteilung des Tages in sieben Zeiteinheiten, die Benedikt mit den Stundengebeten festgelegt hatte. Wenn mittlerweile auch Ärzte empfehlen, beim Arbeiten jede Stunde fünf Minuten Pause einzulegen, entspricht das genau jenem pünktlichen Schlag der Klosterglocke, die zu jeder vollen Stunde zur Andacht gemahnt.

Der klösterliche Gebetsrhythmus, so wurde inzwischen wissenschaftlich bestätigt, entspricht in der Tat nichts anderem als dem menschlichen Biorhythmus. Es gibt auch im Kloster gestresste Menschen, aber der Regel gemäß arbeiten Nonnen und Mönche dann, wenn sie fit sind, und ruhen sich aus, wenn es der Körper verlangt. Sich nach der Mittagspause zu erholen, indem man durch den blühenden Klostergarten wandelt, weckt die Sinne. Heiterkeit und Ruhe stellen sich wie von selbst ein, die Bewegung tut gut und entspannt.

Lektion VIII
Richtig wachen und schlafen

Prämonstratenser von Strahov beim Abendgebet mit Blick auf Prag

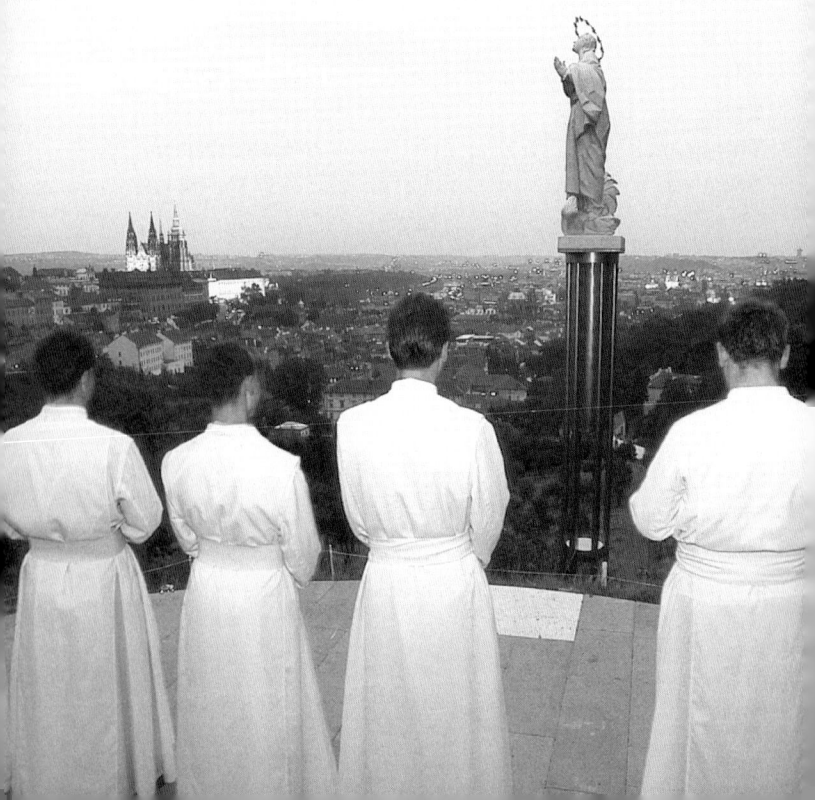

Wie Sie ein besseres Verhältnis zu Tag und Nacht bekommen und dadurch gelassener und stärker werden

»Wenn ich Schlafstörungen habe, trinke ich Tee aus Schlüsselblume, Zitronenmelisse, Lavendel und Johanniskraut.« Schwester Leandra hat die wohltuende Wirkung ihrer Teemischungen erprobt. Dabei schläft sie längst bestens, seit sie gärtnert.

» DER TAG ÜBERRAGT ZWAR DIE NACHT, ABER DIE NACHT REDET WEISHEIT. «
Hildegard von Bingen

Von gutem Schlaf können viele nur träumen. 40 Prozent der Deutschen leiden gelegentlich unter gestörtem Schlaf, zehn bis 15 Prozent müssen behandelt werden. Wer sich nachts verzweifelt im Bett wälzt, leidet auch am nächsten Tag. Es fehlt der Schwung im Job, man ist einfach müde und schlecht gelaunt. Laut *Ärztezeitung* sinkt bei Patienten mit schweren Schlafstörungen die Arbeitsproduktivität um rund 40 Prozent und es kommt zu 20 Prozent weniger sozialen Kontakten.

Folgen einer schlaflosen Gesellschaft

Die »schlaflose Gesellschaft« ist mit eines der größten Probleme unserer Zeit. Der permanente Schlafmangel stürzt uns in Nervosität, Aggressionen, Gereiztheit, Unmenschlichkeit und macht uns krank. Nicht von ungefähr wird Schlafentzug in Diktaturen als ein Folterwerkzeug eingesetzt.

Auch ohne Schlafstörungen machen wir oft die Nacht zum Tag. Viele Jugendliche gehen vor 23 Uhr erst gar nicht aus. Schlaf wird im Allgemeinen eher als lästiges Übel betrachtet. Längst gilt es als normal, bis spät in die Nacht hinein zu arbeiten. Die Folgen allgemeiner Übermüdung: Unfälle im Verkehr und in den Betrieben, Pfusch in der Arbeit. Der Störfall im Atomreaktor Tschernobyl 1986 zum Beispiel geschah durch Fehler des übermüdeten Kontrollpersonals.

Fehlt der notwendige Schlaf auf längere Zeit hin, bleibt es nicht bei mangelnder Konzentration, Aggressivität oder Gereiztheit, sondern unser Immunsystem wird insgesamt geschwächt. Und dass Schlafmangel zu Bluthochdruck, Magen-Darm-Erkrankungen und Depressionen führen kann, ist längst eine gesicherte und wissenschaftliche belegte Erkenntnis.

Der Schlafrhythmus der Mönche

Genügend Schlaf ist das beste Mittel für die Gesundheit von Leib und Seele. Und es ist die beste Voraussetzung für Gelassenheit und Stärke. Nonnen und Mönche wissen das schon lange, denn sie leben, wenn sie sich an ihre Regeln halten, in Harmonie mit dem Rhythmus der Natur. So ist es auch nur konsequent, dass sie schlafen gehen und sehr früh – in vielen Klöstern um 4 Uhr oder 4.30 Uhr – aufstehen. Viele Ordensleute gehen »mit den Hühnern ins Bett und stehen mit den Hühnern wieder auf«.

Die uralten Klosterregeln sind die besten Voraussetzungen für einen heilsamen Schlaf und entsprechen den heutigen Erkenntnissen der Schlafforschung:

- Essen Sie nicht zu spät und zu viel am Abend. Benedikts Rat, noch bei Tageslicht das Essen einzunehmen, hat seinen guten Grund. Ein übervoller Magen sorgt für Albträume und Schlaflosigkeit. Der Mönchsvater achtete auch auf genügend Ruhe und forderte völliges Stillschweigen in der Nacht. Für den größten Teil des Jahres sah er mindestens acht Stunden Schlaf pro Nacht vor.
- Wein oder Bier beschleunigen zwar das Einschlafen, aber mitten in der Nacht ist der Schlaf dann vorbei.

Ob zu viel Alkohol, Kaffee, schwarzer Tee oder Zigaretten: die Maßlosigkeit rächt sich nachts. Probieren Sie es doch einmal mit einem frischen, beruhigenden Kräutertee vor dem Zubettgehen.

- Um seine Ordensbrüder vor quälenden Träumen zu bewahren, gab Benedikt die weise Empfehlung ab, »nach einem Streit noch vor Sonnenuntergang zum Frieden zurückzukehren«. Pater Pausch rät jedem, sich zumindest für diesen Tag vor dem Einschlafen mit allen zu versöhnen und ausstehende Auseinandersetzungen auf den nächsten Tag zu verschieben. Das sei kein fauler Kompromiss, betont der Benediktiner, denn es wirke wohltuend und sorge für gute Träume.

- Wichtig für die Schlafhygiene ist ein bewusster Abschluss des Tages. Im Kloster geschieht das in der Komplet, mit der man den Tag positiv beschließt und Gott dafür dankt. Manchmal genießen die Schwestern am Abend in Oberzell noch einen kurzen Spaziergang. Vorbei an den sprudelnden Quellen, den blühenden Beeten mit Lavendel oder Rosen, vorbei am duftenden Kräutergarten unter dem tief hängenden Pflaumenbaum hindurch oder den Kreuzweg im Klosterwald hinauf.

- Lassen Sie den Tag noch einmal ohne große Bitterkeit Revue passieren: ob mit entspannender Musik, bei einem kurzen Spaziergang oder ruhig in einem Sessel. Der kurze Rückblick verhindert, dass der Tag beliebig ausläuft. Die Schwestern tun das oft in Verbindung mit einer kleinen Betrachtung oder einer Meditation über eine Bibelstelle. Das Gefühl der Geborgenheit macht den Schlaf erst wirklich heilsam. Dazu gehört für die Nonnen und Mönche auch das Nachtgebet als wohltuendes Ritual.

Träume – Gottes vergessene Sprache

Träume können uns sehr viel über unsere unverfälschte Wahrnehmung und unser Unterbewusstsein mitteilen. Es ist eine andere Seite des Lebens, eine Art Auseinandersetzung mit unseren innersten, unbewussten Empfindungen – und natürlich auch eine Chance, mehr über sich selbst zu erfahren. Entscheidungen fallen oft anders aus, wenn man – wie es der Volksmund rät – eine Nacht darüber geschlafen hat.

Traumtherapeut Helmut Hark bezeichnete in einem Vortrag die nächtlichen Bilder als »Gottes vergessene Sprache«, die mehr Beachtung verdient hätte. Zu träumen sei nicht nur natürlich, sondern auch notwendig, um Alltagserfahrungen zu verarbeiten. Darüber hinaus

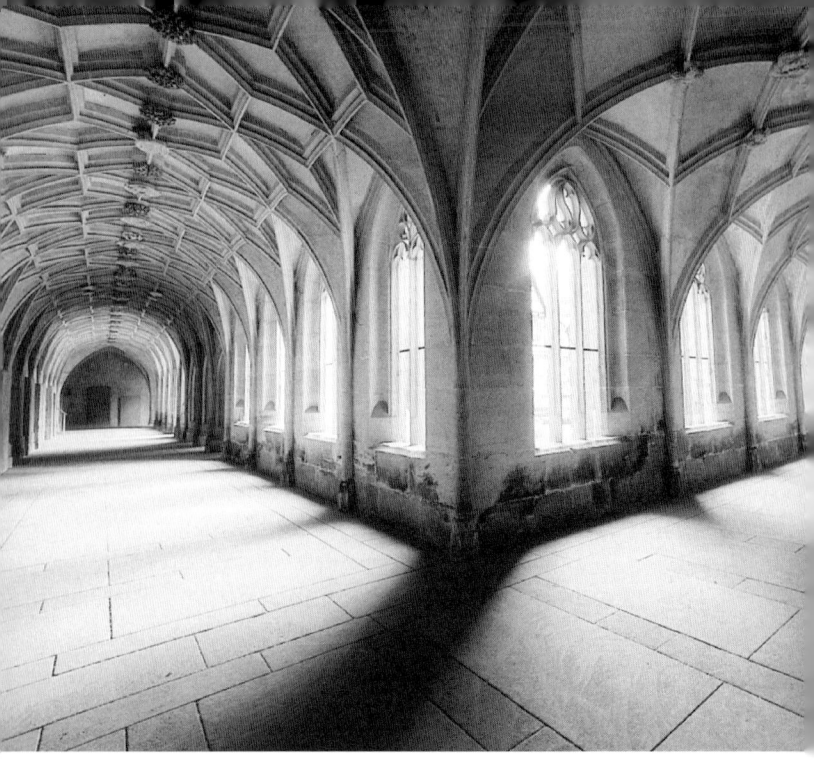

Kreuzgang im Kloster Bebenhausen

gebe es geistgewirkte, heilsame Träume von großer Bedeutung. Wenn im Alten, aber auch im Neuen Testament gerade an den »Schaltstellen der Geschichte« Träume den Weg weisen, dann gehörten nächtliche Traumbotschaften und die Weisung des Wortes Gottes zusammen, betont Hark.

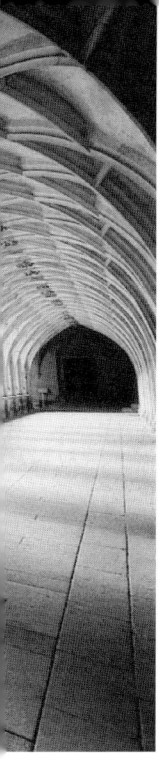

Auch Pater Johannes Pausch empfiehlt, sich mit seinen Träumen zu beschäftigen, um seinen Alltag zu bereichern. Die Erinnerung an die eigenen Träume kann dabei regelrecht trainiert werden. Man muss es sich vor dem Einschlafen nur immer wieder fest vornehmen. Nach der Erfahrung des Ordensmannes ist der Wunsch nach einem bestimmten Traum »eine wunderbare Möglichkeit« einzuschlafen. Therapeuten hätten damit schon wahre Wunder bewirkt. Sein Rat: Bei einem Problem solle man vor dem Einschlafen darum bitten, die Lösung zu träumen. »Oft steht dieser Mensch am nächsten Morgen auf und weiß, wie er handeln muss.«

Wie der Tag, so die Nacht

- Machen Sie Pausen, um ein besseres Verhältnis zu Tag und Nacht zu bekommen. Nach der Beobachtung des Regensburger Schlafforschers Jürgen Zulley stehen vor allem »junge Berufstätige immer unter Hochspannung, vergessen die Pausen und kommen dann abends nicht runter. Jeder sollte sich deshalb überlegen, was trägt mein Tagesablauf zum guten Schlaf bei. Früher haben wir immer gefragt: Wie gut haben Sie geschlafen? Jetzt fragen wir: Wie war der Tag?«, erläutert Zulley.

- Nehmen Sie sich genügend Zeit für den Morgen. »Der Morgen kann den ganzen Tag prägen und wird leider zu wenig beachtet«, bedauert Pater Pausch. Er empfiehlt, sich in der Früh erst einmal kräftig zu räkeln und zu dehnen, anstatt schlaftrunken aus dem Bett zu taumeln: »Mit dem Morgengebet hat man eine wunderbare Möglichkeit, sich in eine Beziehung zu Gott und der Welt zu setzen und sich in den großen Zusammenhang der Schöpfung einzufügen.«

Ausgeschlafene Menschen nehmen ihre Umgebung aufmerksamer wahr. Das ist ein Allgemeinplatz, und trotzdem kann man sich gar nicht oft genug daran erinnern. Wer wirklich wach ist, ruht in sich und ist ausgewogen. Er nimmt die Umwelt mit allen Sinnen auf, ist gut gelaunt, ruhig und gelassen und findet dann auch die richtige Kraft für die Herausforderungen in der Arbeit oder Familie.

Tipps für einen guten Schlaf

- Gehen Sie nur ins Bett, wenn Sie wirklich müde sind. Sind Sie nach 15 Minuten nicht eingeschlafen, stehen Sie wieder auf und legen sich erst dann wieder hin, wenn Sie das Gefühl haben, wirklich schlafen zu können.
- Suchen Sie sich Einschlafrituale. Ob Sie sich dafür eine Entspannungsübung, ein Gebet, ein Buch oder das Gespräch mit dem Partner wählen, für jeden gibt es ein passendes Ritual.
- Wichtig ist, dass Sie das Schlafzimmer gut lüften. Für Pfarrer Kneipp gab es nichts Schlimmeres als stickige Luft im Schlafzimmer. Der Mief sorgt nicht nur für schlechte Träume, sondern kann auch krank machen.
- Wenn Sie Probleme mit dem Ein- oder Durchschlafen haben, sollten Sie im Bett weder arbeiten noch essen oder fernsehen. Legen Sie ein Lavendelsäckchen unter das Kopfkissen. Es wirkt beruhigend.
- Bewährt hat sich auch folgende Methode von Pfarrer Kneipp: Waschen Sie sich mit einem Waschlappen kalt ab und legen Sie sich ohne abzutrocknen ins Bett (mit oder ohne Schlafanzug).
- Ideales Schlafmittel ist ein kleiner Abendspaziergang.
- Strukturieren Sie Ihren Tag und beginnen Sie ihn ganz bewusst morgens. Planen Sie genug Zeit für Ihr Frühstück und die Morgentoilette ein. Stress nach dem Aufstehen kann Ihnen sogar die kommende Nacht verderben.
- Nicht jede Schlafstörung ist wirklich eine. Ab vierzig sollte man sich klar machen, dass häufiges Wachwerden mit dem altersbedingten Rückgang des Tiefschlafs zu tun hat und es deswegen normal ist, wenn man leichter schläft und häufiger aufwacht als früher. Notfalls gehen Sie zum Arzt und lassen Sie die Ursache abklären. Hinter Schlafstörungen können auch organische Leiden oder Depressionen stecken.

Sebastian Kneipp – Beichtvater und Wasserdoktor

Eigentlich sollte der Wegbereiter der modernen Physiotherapie, der große Naturheilkundige Sebastian Kneipp, wie sein Vater Weber werden. Doch der 1821 in Stefansried bei Ottobeuren geborene »Weberbaschtl« fühlt sich zum Priester berufen. Er holt das Gymnasium nach und studiert in Dillingen und München Theologie. Als er an Lungentuberkulose erkrankt und von den Ärzten schon aufgegeben wird, entdeckt Kneipp

Pfarrer Kneipps Kraftsuppe

»Wenn die Kraftsuppe erkannt und benützt wird, kann man eine große Anzahl unglücklicher Menschen beglücken«, ist sich Pfarrer Kneipp sicher. Schneiden Sie schwarzes Roggenbrot in Scheiben, trocknen Sie es auf dem Herd und zerstampfen Sie es mit dem Mörser zu Pulver. Rühren Sie zwei bis drei Löffel davon in siedende Milch und würzen Sie sparsam. Nach zwei Minuten ist die Suppe fertig. Als Alternative kann man auch frisches Weizenschrot nehmen. Die nahrhafte, kräftigende Suppe ist leicht verdaulich und außerordentlich reich an Nährstoffen.

ein Büchlein über die Wasserheilkunde von Dr. Siegmund Hahn. Unerschrocken probiert er diese an sich selbst aus. Mitten im Winter stürzt er sich dreimal in der Woche für einige Sekunden in die eisige Donau und marschiert im Eiltempo nach Hause. Mit Erfolg. Der Appetit wächst und die Schwäche verschwindet.

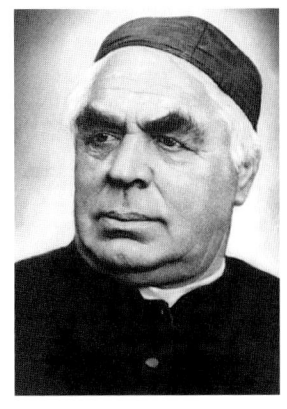

Sebastian Kneipp

Für Kneipp, der zunächst als Beichtvater im Dominikanerinnenkloster in Wörishofen und ab 1881 als Priester in St. Justina arbeitet, ist vor allem eine Erkenntnis wichtig: Die Behandlung, die er größtenteils noch auf die Vier-Säfte-Lehre stützt, muss ganzheitlich sein. Für den Priester, der im Zeitalter der Industrialisierung gegen die Entwertung des Menschen zum Arbeitsroboter gekämpft hat, ist die Harmonie von Leib, Geist und Seele Voraussetzung für die Gesundheit. Die Lösung von religiösen Bindungen, Unordnung und Maßlosigkeit, wie hemmungslose Sexualität, Trunk- oder Genusssucht, machen den Menschen dagegen krank. Der Wasserdoktor hält es für die Pflicht jedes Einzelnen, um seine Gesundheit zu kämpfen und dafür alle positiven Kräfte in sich zu mobilisieren.

Richtig wachen und schlafen

Sebastian Kneipps Therapie fußt auf fünf Säulen:
- Wasseranwendungen,
- Heilkräuter,
- Gymnastik und Bewegung,
- Vollwertige gesunde Ernährung,
- Seelische Harmonie oder »Ordnung« (so genannte Ordnungstherapie).

Zur Gesundheit gehört für Kneipp eine geordnete Lebensführung. Dazu zählen der geregelte Schlaf- und Wachrhythmus, ausreichend Bewegung, regelmäßige Mahlzeiten und Entspannung. Seine Gesundheitsvorsorge lautet: Abhärtung durch Luft und kaltes Wasser, Mäßigung beim Alkohol und einfache, überwiegend vegetarische, vollwertige Ernährung.

Der Priesterarzt empfiehlt außerdem, »trockene, einfache, kräftige, nicht verkünstelte und durch scharfe Gewürze verdorbene Hausmannskost« und den sparsamen Gebrauch von Salz.

Als Idealgetränk rät Kneipp natürlich zu Wasser. Kaffee, schwarzer Tee und Schokolade sind für ihn nur nährstofflose Genussmittel, welche die Nerven aufregen. Der schwäbische Heilkundige predigt, so oft wie möglich barfuß zu gehen, und wettert gegen überheizte, ungelüftete Räume – vor allem im Schlafzimmer. Er warnt vor weichen Matratzen und zu dicken Federbetten, in denen man in der Nacht schwitzt.

Schenkelguss und Taulaufen

Bei den Kneipp-Anwendungen gilt wie bei allen Therapien: »Es hilft nicht jedem und nicht jedem gleich«, betont Kneipp-Expertin Schwester Monika. »Man sollte auch nicht immer die gleiche Übung machen, sondern durchwechseln«, rät die gelernte Kneipp-Bademeisterin und Oberin des Heilbads Krumbad. (Für Menschen mit Herzinsuffizienz oder auszehrenden Krankheiten, wie etwa Krebsleiden, ist die Kneipp-Therapie nicht geeignet.)

Schenkelguss

Gegen kalte Füße, für den Kreislauf, gegen Erkältungen, bei Rheuma, Ischias oder Lähmungen der unteren Gliedmaßen hilft der Schenkelguss. Beginnen Sie mit einem warmen Wasserstrahl aus dem Schlauch. Ziehen Sie diesen am rechten vorderen Bein von unten nach oben. Die gleiche Prozedur machen Sie hinten und am linken Bein. Dann folgt der kalte Guss auf die gleiche Art. Der Unterschied zwischen warmem und kaltem Wasser sollte mindestens zehn Grad Celsius betragen.
Wichtig: Trocknen Sie sich hinterher nicht ab. Streifen Sie das Wasser nur von den Beinen und schlüpfen Sie in die Kleider. Bewegen Sie sich anschließend.

Taulaufen

Dies ist eine wunderbare Art, den Tag zu beginnen. Gehen Sie einfach frühmorgens barfuß durch das nasse Gras und streifen Sie anschließend das Wasser von den Füßen ab. Danach sollten Sie sich in Socken noch 15 Minuten weiterbewegen. So werden Sie richtig wach und schützen sich vor Erkältungen. Wer will, kann sich alternativ in der Badewanne sein eigenes Kneipp-Becken schaffen. Lassen Sie kaltes Wasser bis zur Mitte der Waden ein und gehen Sie etwa zwei Minuten wie ein Storch auf und ab. Für Balkonbesitzer ist im Sommer auch ein Plantschbecken mit eisigem Wasser eine schöne Möglichkeit, sich in der Früh auf Touren zu bringen. Wichtig ist, dass die Füße vorher warm sind.

Lektion IX
Richtig einsam und gemeinsam

Andechser Benediktiner beim Kartenspiel

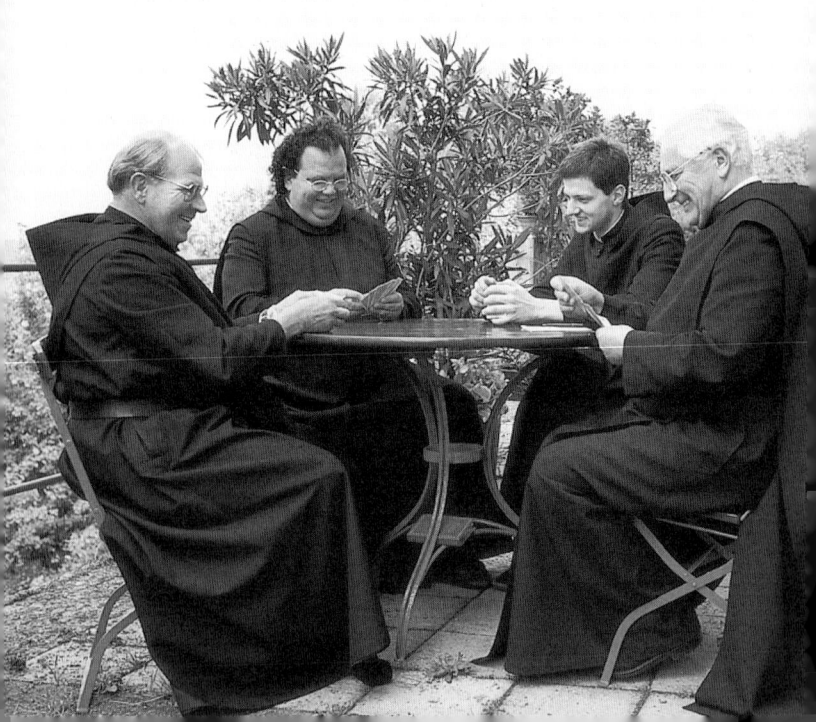

Wie Sie besser miteinander umgehen und auch zu sich selbst finden können

> »DIE GRÖSSTE TRAGÖDIE IST NICHT EIN SCHMERZVOLLER TOD, SONDERN VERLASSENSEIN.«
> Mutter Teresa

Es war ein ganz besonderer Abend in Oberzell, an dem mir die Bedeutung der Klostergemeinschaft so richtig bewusst wurde. Eine Frau mittleren Alters war wieder in die Gemeinschaft der Kirche zurückgekehrt – und sie vollzog die Zeremonie der Wiederaufnahme mit einem feierlichen Gottesdienst in der Klosterkapelle. Als ehemaliger Zögling zweier Oberzeller Franziskanerinnen wollte sie diesen Schritt im Kloster feiern und bekochte und bewirtete die Schwestern im Konvent Magdala. Das kleine Fest war sehr fröhlich und harmonisch – irgendwie erinnerte es mich an die biblische Geschichte von der Heimkehr des verlorenen Sohnes. Was für ein Unterschied zu unserer zersplitterten Gesellschaft, in der jeder alleine vor sich hin wurstelt, dachte ich. Ich

Richtig einsam und gemeinsam

fühlte mich wie in einer riesigen Familie – und ich genoss die herzliche Wärme, die man hier spüren konnte.

Die Klostergemeinschaft – ein Gegenmodell zur Single-Gesellschaft

Auch in Klöstern gibt es Streit, Eifersucht und egoistisches Verhalten, grundsätzlich aber sind die Ordensgemeinschaften ein beeindruckendes Gegenmodell zu einer Single-Gesellschaft mit ihrem inzwischen unüberschaubaren Angebot therapeutischer Hilfestellungen, die das Alleinsein irgendwie abfedern sollen. Die klösterlichen Kommunen bilden ihrer Idee nach gleichsam ein Netz, das den Einzelnen auffängt. Jeder soll hier Medizin für den anderen Menschen sein. Im Gegensatz dazu bekommt der Mensch in der modernen Gesellschaft zunehmend auch die Schattenseiten der Vereinzelung zu spüren. »Alleinsein verführt dazu, dass sich der Lebensrhythmus in Beliebigkeit auflöst«, warnt Pater Johannes Pausch, »es ist ja niemand da, auf den Rücksicht genommen werden muss.«

Unregelmäßig essen, unregelmäßig schlafen und mangelnde Zuwendung schaden langfristig unserer

Gesundheit. Freude und Spaß zu teilen entschädigt dagegen für Verletzungen und Streit. Damit die Gemeinsamkeit funktioniert und gut tut, hat Benedikt viele kluge Regeln aufgestellt, die auch uns Nicht-Ordensleuten zu einem heilsameren Miteinander verhelfen könnten:

- Hören Sie aufeinander! Das Wort »höre« hat bei Benedikt eine große Bedeutung und steht daher ganz bewusst am Anfang seiner Regel. »Höre, mein Sohn, auf die Weisung des Meisters, neige das Ohr deines Herzens.« Es geht dem Mönchsvater hier nicht nur um das flüchtige Hinhören, sondern um unsere ganze Aufmerksamkeit, mit allen Sinnen. Dazu muss man auch in der Lage sein, zu schweigen. »Wenn wir mit dem Herzen hören, nehmen wir den anderen in uns wirklich wahr. Es findet eine Begegnung statt«, so der Benediktinerabt Odilo Lechner. Zum Hören gehört auch der Gehorsam. Er ist, neben Armut und Keuschheit, eines der drei Ordensgelübde, auf die sich die Ordensleute verpflichten. Gehorsam bedeutet für sie, auf die Ratschläge des Abts und auf Gott zu hören, aber auch untereinander Gehorsam zu üben, also ernst zu nehmen, was ihnen die Brüder und Schwestern zu sagen haben. Eine Forderung, mit der wir uns gerade heute extrem schwer tun.

- Seien Sie für die anderen da! Nonnen und Mönche verpflichten ihr Leben zum Dienst am anderen. Dienen bedeutet für sie, sich umeinander zu kümmern, dem anderen zu helfen, unabhängig davon, wie anstrengend und zeitraubend es ist – und unabhängig davon, was es einem nutzen könnte. Wer sich um andere kümmert, wird dadurch selbst glücklicher und zufriedener. Benedikt verstand »dienen« als eine Hauptaufgabe, die das richtige Funktionieren einer Gemeinschaft erst möglich macht.
- Bleiben Sie bescheiden und hüten Sie sich vor Hochmut! Im Kloster gilt die Demut als die Tugend schlechthin. Es bedeutet nicht, sich sklavisch zu unterwerfen. Demütige Menschen sind offen für Kritik, geben ihre eigenen Fehler zu, scheuen sich nicht, um Hilfe zu bitten, kennen aber auch ihre eigenen Stärken und leiden deswegen nicht unter Minderwertigkeitskomplexen. Demut macht den Menschen weicher, damit er nicht so leicht bricht, aufnahmefähiger, sensibler, hilfsbereiter und respektvoller. So eine Haltung stiftet Beziehungen und schafft Nähe. Wer keine Demut findet, Angst hat, sein Gesicht zu verlieren, und sich mit einem Panzer schützt, kann nicht ganz gesund werden.
- Bewahren Sie sich Ihr Mitleid! Wie der mitleidige Samariter sich um den fremden Verletzten geküm-

mert hat, so gilt es, für Hilfsbedürftige zu sorgen. Die liebevolle Pflege von Alten, Kranken oder Verzweifelten steht in der Regel Benedikts an vorderster Stelle. Echtes Mitgefühl könnte auch unserem Leben in der Arbeit, Familie oder Partnerschaft eine neue Qualität geben und es menschlicher machen.
- Teilen Sie – auch Ihre Zeit! Die Bereitschaft zu teilen und zu schenken ist wichtige Voraussetzung für gelungene Gemeinsamkeit. »Beziehungen leben davon, dass geteilt wird. Durch Teilen wachsen Beziehungen. Wer nicht mehr bereit ist zu teilen, dessen Leben kennt kein Wachstum mehr und keine Entwicklung«, betont Pater Johannes Pausch.

Worauf Nonnen und Mönche sich verpflichten

Wer sich für ein Leben im Kloster entscheidet, gelobt, nach den so genannten evangelischen Räten Keuschheit, Armut und Gehorsam zu leben. Evangelische Räte, Rat aus dem Evangelium, heißen sie deshalb, weil Jesus diese Tugenden als Bedingungen für diejenigen nannte, die ihm wahrhaft nachfolgen wollen. In seiner Ordensregel forderte Benedikt deshalb: »Keiner habe etwas als Eigentum, überhaupt nichts, kein Buch, keine

Schreibtafel, keinen Griffel – gar nichts.« Und weiter: »Alles sei allen gemeinsam, wie es in der Schrift heißt, damit keiner etwas als sein Eigentum bezeichnen oder beanspruchen kann.«

Vorbild für diese Abkehr von materiellem Besitz ist Jesus selbst, von dem Paulus sagt: »Er, der reich war, wurde euretwegen arm, sodass ihr durch seine Armut reich wurdet.« (2. Kor 8,9) In einem Gleichnis rät Jesus einem Mann: »Geh, verkauf alles, was du hast, gib das Geld den Armen, und du wirst einen Schatz im Himmel haben.« Durch den Verzicht auf Geld und Besitz wollen Mönche frei werden von Sorgen um das Einkommen. Schließlich geht es ihnen darum, »der Liebe zu Christus nichts vorzuziehen«. Armut bedeutet auch: Verzicht auf krankhafte Machtansprüche und Prestigedenken, Abkehr von Luxus und Laster – Voraussetzung für das Funktionieren einer Gemeinschaft.

Dazu gehört auch die Keuschheit, die freiwillige sexuelle Enthaltsamkeit. Dieser Begriff ist ebenfalls weiter gefasst zu verstehen und meint Treue, Enthaltsamkeit, Zurückhaltung, Reinheit der Gedanken und Gefühle. Die Forderung nach Treue kann sich außerhalb des Klosters auch auf die Ehepartner beziehen, die sich immer wieder neu um ihre Liebe bemühen müssen, anstatt beim ersten Streit sofort in die nächste Beziehung zu flüchten.

Wie Sie sich selbst finden können

Was ist aber nun mit der vorgelebten Einsamkeit der Ordensleute? Was könnte sie uns sagen? Im positiven Sinne verstanden wirkt Alleinsein in der Tat auch heilsam: Wer »richtig« einsam sein will, zieht sich freiwillig für eine bestimmte Zeit zurück, um in diesem Zeitraum neue Kraft und Energie, Lebensfreude, Ruhe und Heiterkeit zu gewinnen. Er tut etwas für sein Gleichgewicht und seine Mitte und ganz nebenbei können sich

Pater im Kloster Ettal

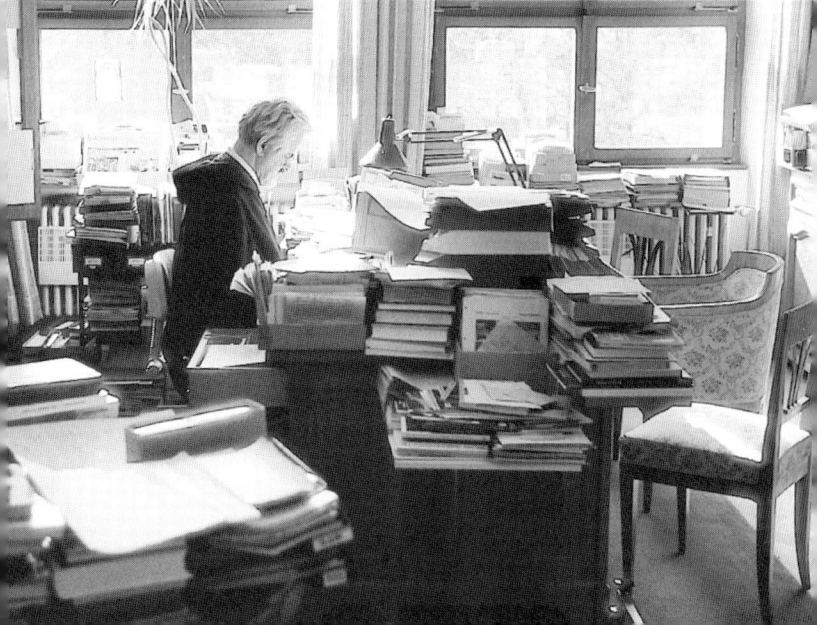

stressbedingte Leiden wie Allergien, Infektanfälligkeit oder Schlafstörungen bessern. Richtig verstandene Einsamkeit ist eine Herausforderung, die jeden verändern kann.

Im Kloster ist diese Übung eine Selbstverständlichkeit und selten habe ich so viele in positivem Sinn einsame Menschen gesehen wie in Oberzell. Die Schwestern wandeln durch den Garten, pflücken ganz in sich versunken hier und da eine Blume, meditieren vor einer Muttergottes-Nische – oder gehen ganz einfach still ihrer Arbeit nach.

Heilsame Einsamkeit – die Wüste lebt

Die Eremiten (von griechisch »eremos« = einsam, allein stehend) zogen sich nicht zufällig in die Stille der Wüste zurück, um sich ganz Gott zu widmen. Die Wüste ist Sinnbild für völlige Verinnerlichung, die extremste Möglichkeit, Einsamkeit zu leben. Nichts lenkt den Menschen mehr von außen ab, keine Menschen, keine Gebäude, keine Tiere und Pflanzen, kein Lärm, keine Hektik und keine Gerüche, er ist ganz auf sich selbst zurückgeworfen. Es gibt nur noch die Schönheit der unendlichen Weite, des Himmels und den Rhythmus von

Tag und Nacht, extremer Hitze und Kälte. Der Mensch muss sich hier mit sich selbst, mit seinen inneren Bildern, Gedanken, Gefühlen und Erinnerungen auseinander setzen. Er kann vor sich nicht mehr davonlaufen.

So ein Rückzug war für alle Mönche eine immense Herausforderung, mit gewaltigen Anfechtungen, wie sie auch Benedikt beschreibt, der die römische Gesellschaft geflohen war und vor seiner Klostergründung zunächst drei lange Jahre als Einsiedler in einer Höhle bei Subiaco in den Sabiner Bergen verbrachte. Er bietet aber gleichzeitig die große Chance, nach Krisen und Verzicht eine neue Sicht der Dinge zu erhalten, neue Erkenntnisse über sich selbst zu gewinnen und einen neuen Anfang zu setzen.

Die Chance der Krise

Es kann allerdings auch anstrengend sein, mit sich selbst zurechtkommen zu müssen. Die Eingewöhnungszeit ist nicht ganz einfach, wie ich in Oberzell selbst erlebt habe. Es ist, als ob ich plötzlich aus Raum und Zeit herausfalle, in eine andere Welt und in einen anderen Rhythmus hinein. Und gerade am Anfang merke ich entsetzt, wie meine Freude über die Zeit und Ruhe zwischendurch immer wieder jäh ins Gegenteil umschlägt. Plötzlich, mitten beim Spaziergang, im Zimmer oder auf einer Bank, überfällt mich Unruhe, fast Panik. Wie ein Süchtiger auf Entzug möchte ich zum Handy greifen und mit meiner Familie oder meinen Freundinnen telefonieren – zu besprechen gibt es eigentlich nichts. Ich frage mich, warum ich meinen Roman zu Hause gelassen habe, und überlege, ob ich nicht bis zur Abendvesper kurz in die nächstbeste Stadt fahren sollte, um einzukaufen, irgendetwas, was ich vermutlich nicht einmal brauche. Ich fühle mich wie ein Hamster, dem man das Rad weggenommen hat. »Halte es einfach einmal aus«, sage ich mir, und nach einer Zeit breitet sich allmählich ein Gefühl von Ruhe und Zufriedenheit in mir aus – und ich bin heilfroh, dass ich geblieben bin.

Nach jedem noch so kurzen Rückzug werden die Treffen mit den Schwestern für mich umso wertvoller. Jede Begegnung bekommt mehr Gewicht und Bedeutung und wirkt oft lange nach. Wer sich aus dem Tumult und Lärm des Alltags zurückzieht, um seine Mitte zu finden, wird sich auch zusammen mit anderen wohl fühlen und Verantwortung übernehmen. Der Theologe Dietrich Bonhoeffer schrieb dazu: »Nur in der Gemeinschaft stehend können wir allein sein, und nur wer allein ist, kann in der Gemeinschaft leben. Beides gehört zusammen.«

Ein Rendezvous mit sich selbst

- *Schreiben Sie sich doch einmal einen Termin mit sich selbst in Ihren Kalender, eine Stunde, einen Tag oder sogar ein ganzes Wochenende. Vielleicht sind Sie erstaunt, wie heiter und erholt Sie von dem persönlichen Rendezvous mit sich selbst heimkehren. Abt Odilo Lechner empfiehlt, Zeiten in sein Leben einzubauen, in denen man bewusst still wird: »Wenn ich nur in eine andere Ecke meines Zimmers gehe und dort eine Kerze aufstelle, dann habe ich mich schon aufgemacht zu einem Ort, der mich einlädt, still zu sein.«*

- *Setzen Sie sich bewusst immer wieder einmal der Stille und dem Schweigen aus, von dem der Religionsphilosoph Romano Guardini sagt: »Erst das Schweigen tut das Ohr auf für den inneren Ton in allen Dingen, in Tier und Baum, Berg und Wolke.«*

- *Üben Sie den respektvollen Umgang miteinander. Kränkungen machen langfristig wirklich krank. Beobachten Sie einmal, ob Sie den anderen wirklich ausreden lassen und ihm richtig zuhören. Meist sind wir schon in Gedanken bei der Antwort oder bei der nächsten Planung, bevor unser Gesprächspartner seinen Gedanken überhaupt ausgesprochen hat.*

- *Seien Sie vor allem aber auch liebevoll und geduldig zu sich selbst. Nur dann können Sie auch mit anderen liebevoll und geduldig umgehen.*

Lektion X
Gott heilt mit

»Was ist dran an der unsichtbaren Kraft des Glaubens?«

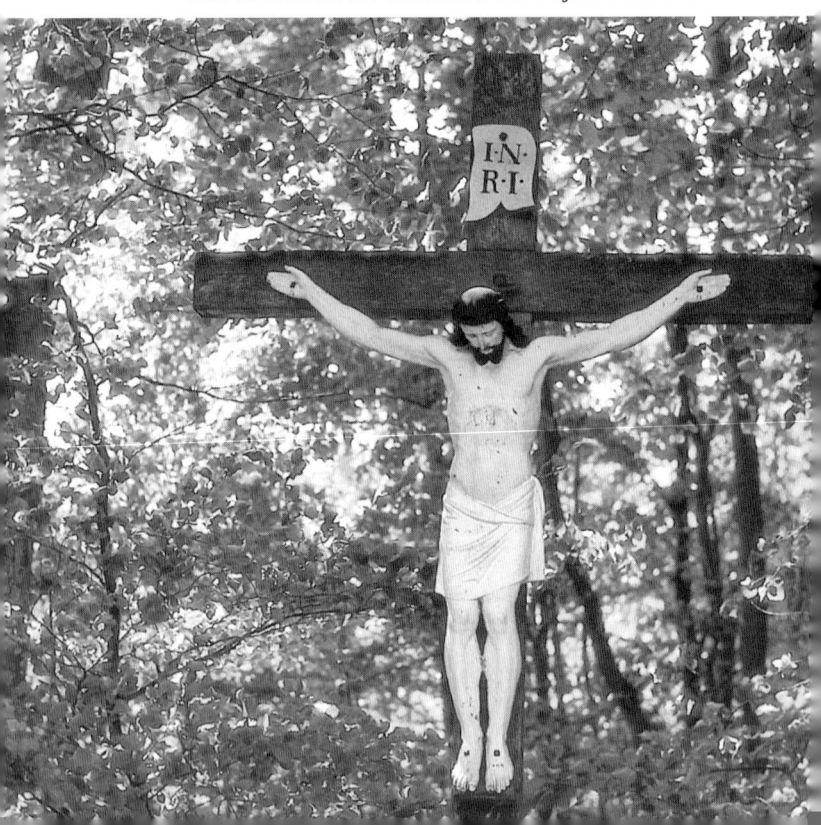

Warum Sie die Hilfe von »oben« in Anspruch nehmen sollten und was Sie damit anfangen können

> »NICHTS IST GEWALTIGER ALS DAS GEBET UND NICHTS IST MIT IHM ZU VERGLEICHEN.«
> Johannes Chrysostomus

Bestimmte Orte im Kloster haben eine Ausstrahlung, die mir in manchen Momenten fast den Atem nimmt. Zum Beispiel die Klosterkirche: Um nicht zu spät zu kommen, suche ich mir dort schon zwanzig Minuten vor Beginn der Laudes einen Platz in einer Bank. Einige Schwestern halten bereits – völlig in sich versunken – ihre Andacht. Durch die Fenster des Hochaltars schickt die Sonne ihre Strahlen quer durch den festlichen Raum der Hallenkirche. Es herrscht eine wunderbare, wohltuende und »heilige« Stille, in der man immer ruhiger wird und sich gehalten fühlt. Die Weite und Höhe der Kirchenräume macht einen offen und empfänglich für das Göttliche. Genau hier ist das Zentrum und die Quelle, aus der die Oberzeller Schwestern ihre

Energie schöpfen und aus der sich ihre beeindruckende Ruhe und Gelassenheit speist.

Ist nicht das ganze Kloster ein Ort der Kraft? »Alle Besucher, die hierher kommen«, meint Schwester Teresa, »schwärmen von der positiven und wohltuenden Ausstrahlung. Das liegt vielleicht auch daran, dass hier seit Jahrzehnten Menschen gebetet und gesungen haben. So etwas wird einfach spürbar.«

Was ist dran an der unsichtbaren Kraft des Glaubens? Stimmt es wirklich, dass Menschen allein durch Gebete geheilt werden können? Kann man durch eine gute Beziehung zu Gott tatsächlich gesünder und glücklicher sein? Inzwischen interessiert sich auch die Forschung für die oft so phänomenal wirkende Heilkraft des Glaubens.

Wer glaubt, lebt gesünder

Eine Studie an 4000 Senioren im US-Bundesstaat North Carolina kam zu hochinteressanten Ergebnissen:
- Regelmäßige Kirchgänger sind deutlich gesünder und leiden weniger unter Depressionen oder Angstneurosen als Nichtkirchgänger.
- Diejenigen, die mindestens einmal pro Woche den Gottesdienst besuchten, hatten einen deutlich nied-

rigeren Blutdruck, und ihr Risiko, an Krankheiten der Herzgefäße zu sterben, war nur halb so groß wie bei den Personen, die den Gottesdiensten fern blieben.
- Nach Erkenntnissen von Forschern der Harvard University wirken Gebete, beispielsweise Rosenkranzgebete, ähnlich beruhigend wie Meditation. Herzschlag und Atmung werden langsamer, die Muskeln entspannen sich und die Ausschüttung der Stresshormone sinkt.
- Eine von dem US-Milliardär John Templeton in Auftrag gegebene Studie, die 2001 abgeschlossen wurde, ergab außerdem: Kirchgänger leben sieben Jahre länger als Nichtkirchgänger, Kirchgänger müssen um ein Viertel weniger ins Krankenhaus und verlassen es auch wieder schneller, nämlich um 25 Prozent.

Bei aller Vorsicht wertete der Studienleiter, Psychiater Harold G. König von der Duke University in Durham (USA), die Ergebnisse der Templeton-Untersuchung so: Natürlich sei bei den Gläubigen maßloses Essen, Trinken und Drogenmissbrauch verpönt. »Das ist es aber nicht allein. Menschen, die an Gott glauben, haben das Gefühl, dass jemand für sie sorgt. Sie fühlen sich aufgehoben, auch wenn das Leben für sie gerade keinen großen Sinn macht.« Interessant dabei: Menschen, die nur religiöse Fernsehsendungen sahen oder daheim beteten, schnitten schlechter ab als echte Kirchgänger. Studienleiter König: »In der Gemeinschaft bekommt man Abstand von seinem häuslichen Umfeld und fühlt sich nicht so einsam. Wenn man sich weniger auf sich selbst konzentriert und mehr auf seinen Gott, seine Kirche, seine Gemeinde, dann stehen auch die eigenen Probleme nicht mehr so im Vordergrund.«

Auch Herbert Benson, Institutsleiter am Bostoner Diakonissen-Hospital, bestätigte nach einem Bericht der katholischen Zeitschrift *Publik Forum* diese Trends: »Glaube an eine medizinische Behandlung hilft vermutlich bei 60 bis 90 Prozent aller Heilungen, aber das Vertrauen in ein unbesiegbares, allmächtiges Wesen entfaltet eine ungleich mächtigere Heilkraft.« Denn »genauso wie Angst, Furcht und Depressionen so gefährlich sein können wie ein Krankheitserreger, so können umgekehrt Gelassenheit, Liebe und Vertrauen ebenso tief in die Physiologie des Körpers eingreifen wie ein Medikament«.

Der oben erwähnte John Templeton hat eine Stiftung eingerichtet, die Forschungsprojekte zum Thema Glauben finanziell unterstützt. Eine erste positive Bilanz ergaben bereits Studien über die Wirkung von Distanzgebeten an Aidskranken. Dabei beteten Angehörige oder Fremde für die Patienten, ohne dass diese es wussten. Fazit: Nach sechs Monaten hatten die Patienten in der »Distanz-Heilungsgruppe« deutlich weniger und leichtere Krankheitsschübe als die Patienten in der Kontrollgruppe. Sie verbrachten auffällig weniger Tage im Krankenhaus und waren wesentlich besserer Laune als die Teilnehmer der Kontrollgruppe.

Zu der Frage, ob er nicht Zweifel an seinem Glauben bekam, als seine erste Frau sehr jung starb, antwortete Templeton: »Nein, ich versuchte, abermals demütig zu sein, und sagte mir: Niemand weiß, warum diese Dinge geschehen. Wir wollen uns doch auch nicht anmaßen zu verstehen, warum Gott etwa Krebs zulässt? Demut bedeutet, dass er darüber in jedem Fall besser Bescheid weiß als ich.«

Transzendenz im Alltag

Alles im Kloster zeigt über seine alltägliche Bedeutung hinaus. Das liebevoll gepflegte Idyll hinter den Klostermauern verweist auf die ursprüngliche Harmonie der Schöpfung. Der Kräutergarten im Kloster, ein lebendes Kunstwerk, ist ein Hinweis auf die Gärten des Paradieses. In der Mitte steckt eine kleine, von Pflanzen etwas verdeckte Steintafel. »In der Stille unseres Gartens«, heißt es darauf, »können wir mit Gott sprechen. Können unsere Seele dem Himmel öffnen, um dann die Dinge im richtigen Größenverhältnis zu sehen.«

Dass der Glaube an die geordnete, von Gott durchdrungene Schöpfung hier als eine große Heilkraft empfunden wird, ist deutlich zu spüren. Er ist die Grundlage und das Fundament für alle anderen Therapien. Es ist eben ein Unterschied, ob das Essen einfach nur schmeckt oder ob es zusätzlich als Geschenk empfunden wird. Eine Gemeinschaft, in der man nur eine bestimmte Funktion erfüllt, wirkt anders als eine Gruppe, in der jeder als Bruder und Schwester behandelt wird. Und sich im gemeinsamen Gebet oder beim Psalmensingen getragen zu fühlen kann eine unübertreffliche Medizin für Leib und Seele sein.

Heiler im Abendland

»Heilung durch das Wort Gottes ist eine alte Geschichte«, schreibt Peter Seewald in seinem Buch *Die Schule der Mönche*, »neu ist nur, dass wir sie vergessen haben.« In der Tat war es über Jahrhunderte hinweg für den frommen Glauben des Volkes völlig selbstverständlich, in guten und in schlechten Zeiten die Hilfe eines Gottes anzurufen, der sich in Jesus Christus schließlich als eine Macht der Liebe zu erkennen gegeben hat. Ein transzendentes Bewusstsein, in unseren Tagen durch die Jünger des New Age meistens in einer rein ichbezogenen Haltung zelebriert, war im »Old Age« fester Bestandteil der Lehre, die als Religion der Liebe schließlich auch eine sehr praktisch anzuwendende Sache war. Es gab eben Dinge zwischen Himmel und Erde, die zwar der Verstand nicht fassen konnte, die aber dennoch als völlig real galten. Niemand zweifelte daran, dass Gott vorhanden war und Zeichen gab. Niemand zweifelte daran, dass die großen Heiligen, die nach ihrem Tode nun in der Nähe Gottes waren, durch ihre Fürbitten nicht auch etwas bewirken könnten.

Charismatische Menschen konnten und können mit ihrer Gabe das Innerste einer Person erkennen und jemanden aus seiner seelischen oder körperlichen Not befreien. Große Gläubige, wie der Kapuziner Bruder Konrad von Altötting oder auch ein Pater Pio, waren und sind nichts anders als durch Gott begnadete Heiler. Ihre Heiligsprechung setzt ja sogar definitiv ein Wunder voraus, also eine Wirkkraft, die übernatürlichen Ursprungs ist. Und noch immer auch ist es offizielle katholische Lehre, dass Gott in der Gestalt von Engeln dem Menschen einen Gefährten mitgegeben hat, der sein Eigenes und Eigentliches schützt: sein Wesen. »Du bist nicht allein«, wusste der große Gelehrte Romano Guardini, »dein Selbst ist in der Hand von einem, der dich sieht und Gott sieht, der Gottes Angesicht sieht und in Seinem Lichte dich.«

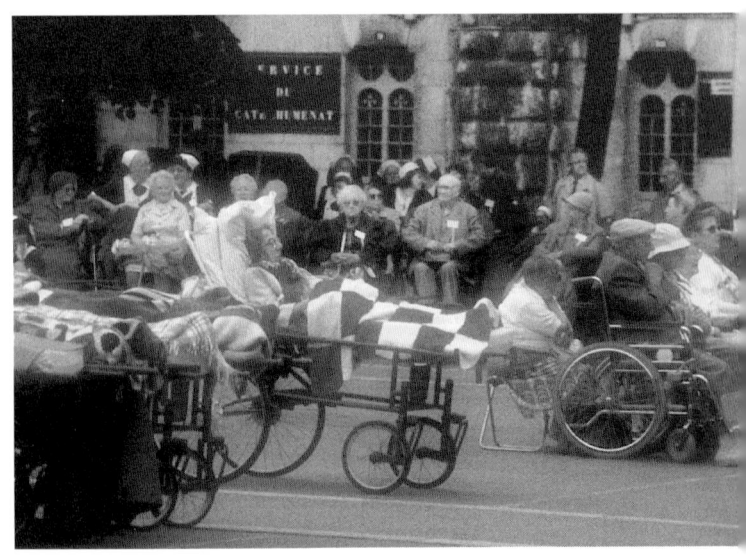

Wallfahrt in Lourdes

Gott ist nichts unmöglich, heißt es, und bis heute kennt die Kirche nicht nur heilige Orte, denen eine spezielle Heilkraft quasi in extrem verdichteter Form innewohnt, sondern auch eine riesige Zahl von Riten, Übungen, Sakramenten und Gebeten, die als ganzheitliche Heiltherapien (meist mithilfe von Priestern) ganz direkt – gewissermaßen im Hier und Jetzt – auf unmittelbare Heilung abzielen. Das betrifft nicht nur körperliche Gebrechen, sondern auch innere Heilung,

Befreiung von Ängsten und Komplexen bis hin zu Problemen, die aus der familiären Herkunft herrühren. Gottvertrauen wird dabei nicht nur vorausgesetzt, sondern ist auch Bedingung für diesen Weg. »Wenige Menschen ahnen«, wusste dabei Ignatius von Loyola, Gründer des Jesuiten-Ordens, »was Gott aus ihnen machen würde, wenn sie sich der Führung der Gnade rückhaltlos übergäben.«

Wie man die Heilkraft Gottes erwerben kann

Wallfahrten

Für viele Menschen sind sie eine Möglichkeit, ihren Heilungsprozess zu unterstützen. In Lourdes etwa versammeln sich Jahr für Jahr Millionen von Hoffenden, um durch die Heilkraft der Muttergottes von Krankheiten zu genesen. Kritik an Rummel und Kommerz sind verständlich, aber ganz gerecht wird man der Sache dabei nicht. Mehr als 6000 unerklärliche Heilungen sollen sich in den vergangenen 140 Jahren in Lourdes ereignet haben. 66 wurden bislang von der Kirche anerkannt. Zuletzt ein »austherapierter«, durch multiple Sklerose vollständig gelähmter Franzose, der nach der Wallfahrt auf rätselhafte Weise gesundete.

Gebete

Gesundheit für Leib und Seele halten Mönche, wie bereits angeführt, ohne Beten geradezu für unmöglich. Beten ist Prophylaxe, es beugt dem Krankwerden vor. Und wenn es nur ein kurzes Stoßgebet, eine kurze Bitte um Unterstützung ist. »Das innerliche Gebet ist ein Gespräch mit einem Freund, mit dem man oft und gern zusammenkommt, um mit ihm zu reden, weil man sicher ist, dass Er uns liebt«, sagte einmal die heilige Teresa von Avila. Beten ist erste Hilfe bei minderen und erst recht bei schweren Krankheiten. Nicht umsonst sagt man: Jetzt hilft nur noch beten. Wie gern zu diesem Zweck beispielsweise die Krankenhauskapellen aufgesucht werden, zeigen die »Gästebücher«, die dort aufliegen: Sie sind voll von Danksagungen und Bitten für die Gesundheit.

Bibel-Lektüre

Der Bibel selbst wird eine heilsame Kraft zugesprochen. Sie hält nicht nur unmittelbare Gesundheitstipps parat (so empfiehlt etwa Paulus seinem Gefährten Timotheus: »Trink nicht nur Wasser, sondern nimm auch etwas Wein, mit Rücksicht auf deinen Magen und deine häufigen Krankheiten«), sondern auch viele Verhaltensregeln des »Heilandes«, also des Arztes Jesus, die die ganzheitliche Gesundheit fördern: wie etwa die

Nächsten- und Eigenliebe, die Aufforderung, sich nicht zu ängstigen und zu sorgen, ebenso wie die Empfehlung, nicht mehr zu sündigen. Dazu gehört auch die Vergebung der Fehler und die Versöhnung, sowohl mit anderen als auch mit sich selbst. Das regelmäßige Lesen im Buch der Bücher, so sagen es die Nonnen und Mönche, hat eine beruhigende und die Seele erweiternde Wirkung. Es macht nicht nur bescheidener, sondern auch genügsamer und zufriedener. Den Ordensleuten ist die *Lectio divina*, das regelmäßige Lesen in heiligen Schriften, genauso vorgeschrieben wie die Kontemplation, ein Sich-Versenken in die Gegenwart Christi, um dadurch etwa auch den Kopf zu reinigen von Bildern und Gedanken, die einen regelrecht plagen oder krank machen können.

Symbole und Zeichen

Es ist kein Zufall, dass gerade im Alten- und Pflegeheim im Kloster Oberzell besonders auf solche liebevollen Details Wert gelegt wird. So ist der Brunnen im Lichthof im ersten Stock zum Beispiel als eine aufgeschlagene, gläserne Bibel gestaltet. Die in vielen Jahrhunderten erprobten heiligen Zeichen und Symbole des Glaubens, mit denen man sich umgibt, verleihen Geborgenheit und Zuversicht auf die Hilfe Christi, sie geben Kraft und Gelassenheit.

Segen

Im Gegensatz zum Fluch zielt der Segen darauf ab, dass der Mensch heil bleibt. Der Segen ist eine Art Versprechen und eine Bitte um Schutz, die sich im Reisesegen, dem Segen des Vaters, dem Segen des Priesters in einer Messe oder im Segen für die Kranken ausdrücken kann. Und natürlich auch in dem »Benedicere«-Sagen, das im Kloster bei keiner Mahlzeit vergessen wird.

Positive Schwingungen

Nonnen und Mönche mühen sich um gute Gedanken und damit auch um eine positive Ausstrahlung. Denn die Hinwendung zum Negativen, zu bösen Bildern, schlechten Gedanken oder zur Lüge macht uns krank. Schon Benedikt empfahl in seiner Regel: »Meide das Böse und tue das Gute! Suche den Frieden und jage ihm nach.« Es geht dem Ordensgründer um die heilende Kraft des positiven Denkens, die nicht im Egoismus und Selbstzweck gründet. Sie stärkt den Denkenden nicht nur selbst, sondern wirkt sich auch positiv auf andere aus.

Eucharistie als Gesundheitsdienst

Durch die Eucharistie erhält man himmlische »Stärkung« und göttliche »Kraft«, speziell durch Leib und Blut Christi. Eine Hostie hat einen unverkennbaren

Gebet der Heilung

Wache Du, Herr,
Mit denen, die wachen
Oder weinen in dieser Nacht.
Hüte Deine Kranken,
Lass Deine Müden ruhen,
Segne Deine Sterbenden,

Tröste Deine Leidenden,
Erbarme Dich Deiner Betrübten
Und sei mit Deinen Fröhlichen

Von einer Wandtafel in der Intensivstation eines Münchener Spitals

---

Gesundheitsaspekt. Auch die Worte, die von den Gläubigen gesprochen werden, sind nicht von ungefähr direkt auf die Gesundheit des einzelnen Menschen abgestellt. »Herr«, so heißt es hier, »sprich nur ein Wort, so wird meine Seele gesund.« In der Liturgie, wusste Romano Guardini, handelte es sich eben »nicht um Gedanken, sondern um Wirklichkeit«.

Fürbitten

Gläubigen Menschen sind Fürbitten für Kranke, Verunglückte und Leidende so selbstverständlich wie das tägliche Brot. Viele Ordensgemeinschaften, auch die Oberzeller Franziskanerinnen, bieten Fürbitten für Kranke an. Gebetswünsche können anonym per E-Mail an das Kloster geschickt werden. Jeden Tag liegt eine andere Fürbitte in der Sakramentskapelle auf einem Pult am Eingang, die von den Schwestern in ihr Gebet mit einbezogen wird.

Geistliche Übungen

Hierzu gehören nicht nur die Hauptwerkzeuge Fasten und Beten, sondern auch Dinge wie Einkehrtage zum Energieauftanken an einem heiligen Ort, Exerzitien, Kontemplation, Beichte, Askese, die Anbetung. Aber auch scheinbar nebensächliche Dinge wie das Kreuzzeichen, das Berühren mit Weihwasser sind heilende Mittel.

Hilfe durch Heilige und Schutzpatrone

Immer wenn sie als Kind krank war, so erzählte mir eines Tages meine Großmutter, habe sie von ihren Eltern ein großes Buch mit Heiligenlegenden zum Lesen erhalten. Die Lektüre habe ihr dabei nicht nur Freude gemacht, sie war regelrecht als zusätzliche Medizin gedacht.

Bis heute sind Heilige bei vielen Gläubigen wichtige Tröster, Helfer und Fürsprecher bei Gott. Unzählige Votivgaben und Aufzeichnungen in Mirakelbüchern erzählen von Heilungen in schweren Krankheiten, die

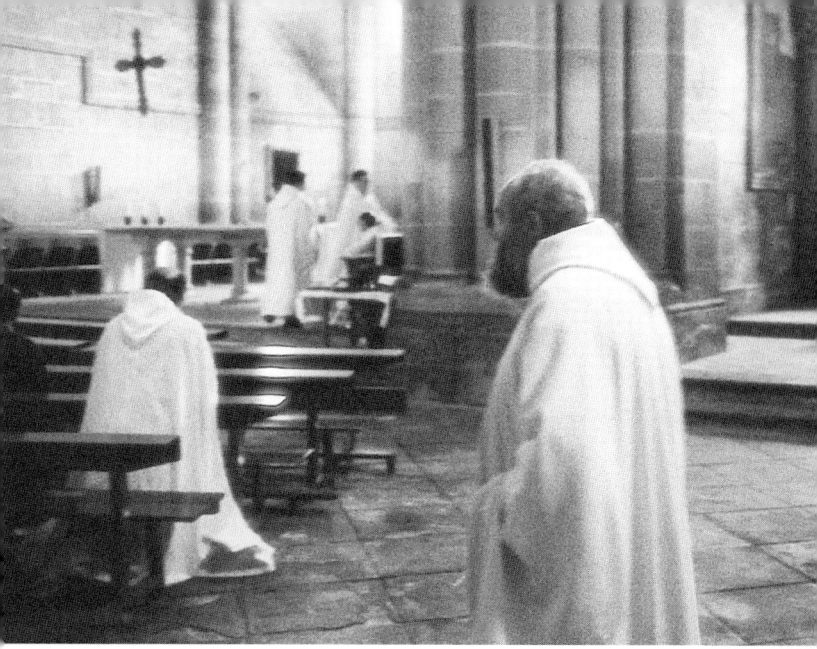

Bittendes Gebet: Heilige als Tröster und Helfer

gewissermaßen durch die Mithilfe von Heiligen zustande gekommen sind.

Heilige gelten als so etwas wie Leuchtzeichen im Leben. Für den Kapuzinerpater Guido Kreppold sind sie »Modelle christlicher Selbstverwirklichung«. »Sie sind wie gute Freunde«, sagt die Oberin von Bad Krumbad, Schwester Monika, und fügt schmunzelnd hinzu: »Man läuft ja auch nicht wegen jeder Kleinigkeit gleich zum Chef.«

Die vierzehn Nothelfer

Für die Schwestern in Oberzell gibt es auf die Frage, welche Heiligen denn nun besonderen Beistand bei Krankheiten leisten könnten, nur eine Antwort: die vierzehn heiligen Nothelfer.
Diese Nothelfer wurden bereits im 9. Jahrhundert verehrt und um Hilfe angerufen. Der Legende nach baten sie vor ihrem Tod bei Gott um die Gnade der Fürbitte, die ihnen schließlich auch gewährt wurde:

- Achatius, gegen Todesangst und Zweifel
- Ägidius, zur Ablegung einer guten Beichte
- Barbara als Patronin der Sterbenden
- Blasius, angerufen gegen Halsleiden, gegen Todesangst und Zweifel
- Christophorus, gegen einen unvorbereiteten Tod
- Cyriacus, gegen Anfechtung in der Todesstunde
- Dionysius, gegen Kopfschmerzen
- Erasmus gegen Leibschmerzen
- Eustachius in allen schwierigen Lebenslagen
- Georg gegen Seuchen der Haustiere
- Katharina gegen Leiden der Zunge und für eine beflügelte Sprache
- Margareta als Patronin der Gebärenden
- Pantaleon als Patron der Ärzte
- Vitus (Veit) gegen Epilepsie

Wie wirken nach dem christlichen Glauben die Heiligen? Sie sind zwar außerhalb der sichtbaren Welt, aber man kann ihre Hilfe erbitten. Und das wird ja auch in Prozessionen, in persönlichen Wallfahrten und in Bittgebeten getan. Die heilige Therese von Lisieux sagte einmal, sie werde den Menschen vom Himmel aus noch mehr helfen können als jetzt in ihrem irdischen Leben (und tatsächlich sind viele Wunder verbürgt). Heilige Orte, Gnadenorte, wie beispielsweise auch die Basilika des Franziskanermönchs Antonius in Padua, sind voll von Zeugnissen, in denen Menschen bekunden, die heilige Maria oder ein gewisser Heiliger habe ihnen geholfen. Auch Mutter Teresa von Kalkutta werden bereits Wunder zugeschrieben (wie beispielsweise die Heilung von einem Tumor).

Im Mittelalter war jeder Abt auch Astronom und Arzt. Das Mönchtum hat die abendländische Medizinwissenschaft von der Antike weiterentwickelt und die Grundlage für die allgemeine Krankenfürsorge geschaffen. Und immer wieder standen aus ihren Reihen geniale und heilige Persönlichkeiten auf, die ganze Heilssysteme begründeten. Jede Region und jedes Land hat dabei ihre »eigenen« Heiligen, zu denen sie eine besondere Beziehung verbindet.

Zu den bekanntesten Heiligen in der Tradition der Volksfrömmigkeit gehört dabei der heilige Blasius.

Jedes Jahr am 3. Februar spenden die Priester vor zwei gekreuzten Kerzen den Blasius-Segen. Er soll gegen Halskrankheiten, Ersticken und anderes Übel helfen. Der Bischof von Sebaste (Armenien), einer der gerühmten vierzehn Nothelfer, war von Beruf Arzt. Im Gefängnis soll er der Legende nach durch sein Gebet einen Jungen vor dem Erstickungstod gerettet haben. Vor seinem Märtyrertod im 3. Jahrhundert unter Kaiser Diokletian bat er Gott, allen zu helfen, die in seinem Namen um Heilung bei Hals- oder anderen Krankheiten bitten.

Bruder Tod

Dass es Nonnen und Mönche nicht schreckt, wenn Bruder Tod an die Tür klopft, zeigt schon die Wortwahl in ihren Todesanzeigen, in denen sie oft vom »Heimgang« in die »ewige Heiterkeit und Gelassenheit Gottes« schreiben. Auch die Sterberiten verdeutlichen die positive Haltung dem Tod gegenüber: Wenn bei den Kartäusern ein Bruder gestorben ist, versammeln sich die Mönche nach der Beerdigung im Refektorium und nehmen eine ihrer wenigen gemeinsamen Mahlzeiten zu sich – aus Freude darüber, dass wieder einer der ihren am Ziel angelangt ist.

Die Zisterzienser haben umfangreiche Bestimmungen entwickelt, um den Ordensbrüdern ein gutes Sterben zu ermöglichen. So heißt es darin: »Wenn sich ein kranker Bruder dem Tod nähert, versammelt sich die Gemeinschaft im Geist brüderlicher Nächstenliebe, um ihm durch ihre Gebete beizustehen. Die Gemeinschaft kniet um das Lager des Sterbenden nieder und antwortet auf die Litaneien und Gebete, die der Abt rezitiert. Der Abt bestimmt einige Brüder, die am Bett des Leidenden beten müssen, und einen Priester, der tröstende Worte zu ihm spricht.« Die Vorschriften setzen voraus, dass die Seele unsterblich ist. Der Abt muss dafür sorgen, dass der Leichnam nie allein ist und immer eine Kerze bei ihm brennt. Dreißig Tage lang, dem so genannten Tricenarium, gedenken die Mönche nach der Beerdigung des Verstorbenen. Sie stellen an seinem leeren Platz ein Kreuz auf und tragen dort auch sein Mittag- und Abendessen auf, damit die Armen es »verzehren können«.

Für Christen ist der Tod nicht das Ende, sondern der Anfang eines neuen Lebens. Und so findet es Schwester Adelhilde in Oberzell ganz selbstverständlich, wenn sie sagt: »Der Tag ist immer so kurz. Und ich muss mich jetzt auch aufs Sterben vorbereiten.« Dabei macht die 85-Jährige mit dem warmherzigen Lächeln den Eindruck, dass sie noch viele Jahre vor sich hat. Schwester

Heilige Räume in uns selbst

Suchen Sie doch einmal ganz bewusst einen heilsamen Ort, etwa eine Kirche, auf. Genießen Sie die wohltuende Stille und die Begegnung mit Gott. Der Kapuziner Guido Kreppold rät: »Es tut manchmal ganz gut, sich in einer Kirche erst einmal hinzusetzen, zur Ruhe zu kommen; einige Atemzüge mit geschlossenen Augen zu tun; sich selbst einmal aushalten; den Raum einfach auf sich wirken lassen. Es könnte einem aufgehen, was man im Innersten sucht: die Stille, den Frieden, das Zuhause, die Geborgenheit, die Tiefe und Weite der Seele; man könnte sogar etwas von dem entdecken, was größer und mächtiger

Adelhilde besitzt eine Ausstrahlung und ein Charisma, das Krankenpfleger und Mitschwestern gleichermaßen beeindruckt. »Wenn man sich gegen eine Krankheit wehrt, wird sie nur noch schlimmer«, sagt sie nachdenklich, während sie auf der Terrasse des klösterlichen Altenheims sitzt. Vor einiger Zeit war sie gestürzt und hatte sich das Bein gebrochen. Für Schwester Adelhilde war das Ganze kein Beinbruch, »sondern Gottes Fügung«, wie sie sagt. »Dadurch habe ich meine neue Aufgabe erkannt, nämlich hier zu helfen.« So blieb sie freiwillig im Altenheim des Klosters und ließ sich mit einer geistig abwesenden Schwester ein *ist als wir selbst und was uns der inneren Verworrenheit und Leere entreißt. Wir könnten sogar zu der Einsicht gelangen, dass die Schätze, die wir in den heiligen Räumen bewundern, in uns selbst sind. Oder nehmen Sie die Bibel zur Hand, deren Geschichten und Erzählungen ebenfalls heilende Wirkung haben.«* Warum das so ist, erklärt der Kapuziner so: *»Es geht um die Erfahrung ungezählter Menschen, die dem ›Heiligen‹ begegnet sind; sie erlebten eine faszinierende Kraft aus einem ganz anderen Bereich, die sie im Innersten berührte und heilte.«*

Zimmer geben, der sie oft etwas vorsingt. Und mit Nachdruck sagt sie: »Man soll im Nächsten immer Christus erkennen. Das stärkt einen selbst, macht einen froh und frei. Ich möchte mit niemandem tauschen, und wenn er noch so reich wäre. Ich war immer glücklich und bin es heute noch mehr als früher.«

Anhang

Lavendelfeld vor dem Kloster Senenque

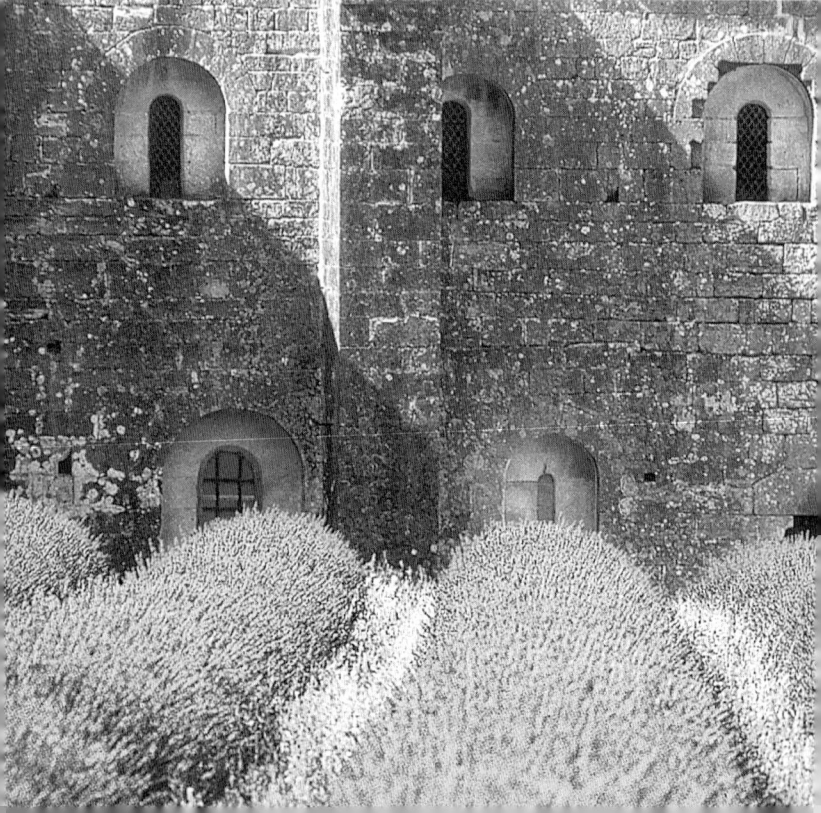

Ausgewählte Kloster-Tipps

Heilbad Krumbad

Nicht das Wasser allein ist in dem ältesten Heilbad Schwabens der »Gesundbrunnen«, sondern die Heilkraft liegt hier vor allem in dem mineralhaltigen »Krumbader Badstein«, der zu 65 Prozent aus Kieselsäure besteht. Die Behandlung mit dem Heilschlamm hat etwa bei Venenleiden die gleiche Wirkung wie das Schlicktreten in der Nordsee. Ideal ist die heilende Tonerde vor allem bei Rheuma. In dem Sanatorium für Kneipp-Naturheilverfahren mit der Auszeichnung »3-Sterne-Komfortbetrieb« sorgen die Franziskanerinnen unter der mütterlichen Leitung von Oberin Monika Rogg zusammen mit den weltlichen Mitarbeitern liebevoll für Leib und Seele. Sie übernehmen die Nachbehandlung nach Unfällen und Operationen, therapieren Herz-Kreislauf-Erkrankungen und helfen bei köperlich-seelischen Erschöpfungszuständen. Außerdem bietet das Heilbad Fastenwandern nach Buchinger an. Für die optimale Entspannung gibt es für Gestresste und Erholungsbedürftige einzelne »Wohfühltage« zum Auftanken.

Heilbad Krumbad
Bischof-Sproll-Straße 1
86381 Krumbach
Tel.: 0 82 82/9 06-0, Fax: 0 82 82/90 62 00
www.krumbach.de
E-Mail: info@krumbad.de

Kloster Oberzell

Die Oberzeller Franziskanerinnen, die sich offiziell »Dienerinnen der heiligen Kindheit Jesu vom Dritten Orden des heiligen Franziskus« nennen, bieten »Kloster auf Zeit« an. Wenn Sie wollen, können Sie am klösterlichen Rhythmus teilnehmen, Gespräche führen, die Stille und das Ambiente genießen. Schwester Leandra macht außerdem regelmäßig Führungen in ihrem wunderschönen Kräutergarten. Ansprechpartnerin ist Gastschwester Lydia Kern.

Kloster Oberzell 7
97299 Zell am Main
Tel.: 09 31/46 01-0, Fax: 09 31/46 01-1 20
www.oberzell.de
E-Mail: kloster@oberzell.de

Kurhaus der Dominikanerinnen im Kloster Bad Wörishofen

Hier ist der Ursprung der Kneipp-Therapie. Denn im Kloster wirkte Pfarrer Kneipp nicht nur als Beichtvater, hier half er auch persönlich vielen Ratsuchenden mit seiner neuen Heilmethode. Die Schwestern bieten in ihrem Kurhaus auch Pauschalangebote für eine ein- bis dreiwöchige Kneipp-Kur. Näheres erfahren Sie unter:

Kurhaus der Dominikanerinnen im
Kloster von Bad Wörishofen
Postfach 1254
Klosterhof 1
86815 Bad Wörishofen
Tel.: 0 82 47/3 04-0, Fax: 0 82 47/3 04-3 20
www.dominikanerinnen.de
E-Mail: dominikanerinnen@t-online.de

Benediktinerabtei Plankstetten

Das Gästehaus St. Gregor in der schön gelegenen Abtei Plankstetten im oberpfälzischen Altmühltal will »ein Ort sein für Menschen, die Stille, Orientierung und religiöse Vertiefung suchen«. Mit einem umfangreichen Programm bieten Frater Philipp und seine Mitbrüder Angebote zur Spiritualität und geistlichen Bildung, mit Exerzitien, Wüstentagen, Fastenseminaren, Grundkursen des Glaubens, aber auch Ikonenmalerei und Musikveranstaltungen. Das Kloster führt eine eigene ökologisch ausgerichtete Landwirtschaft und betreibt zudem eine Bäckerei, Metzgerei und einen Hofladen. Das Programm erhalten Sie unter:

Benediktinerabtei Plankstetten
Haus St. Gregor
92334 Berching
Tel.: 0 84 62/20 6-0
www.kloster-plankstetten.de
E-Mail: gaestehaus@kloster-plankstetten.de

Benediktinerabtei Kloster Ettal

Das Kloster Ettal liegt malerisch im Voralpenland. Hier stellt der Mönch und Heilpraktiker Frater Vitalis nicht nur Liköre und seine gerühmte Arnika-Tinktur nach uralten

Klosterrezepten her, er macht auch Führungen durch die klösterliche Destillerie und Drogenkammer. Die Benediktiner bieten Gästen bis zu zwei Wochen ein »Kloster auf Zeit« an, mit Gelegenheit, »am Chorgebet und den anderen Gottesdiensten teilzunehmen, sich zu entspannen, religiösen Erfahrungsaustausch zu machen, sich Orientierungshilfen zu holen«. Anfragen schriftlich an:

P. Anselm Stitzinger OSB
Kaiser-Ludwig-Platz 1
82488 Ettal
www.kloster-ettal.de

Europakloster Gut Aich in St. Gilgen, Wolfgangsee

Das malerisch gelegene österreichische Benediktinerkloster hat einen eigenen Kurbetrieb. Das »Hildegard-von-Bingen-Zentrum« bietet unter Leitung von Pater Johannes Pausch unter anderem Heilmassagen, Ölpackungen, Moorbäder und Kneipp-Güsse an. Außerdem besitzt es ein eigenes Tepidarium (eine Art Infrarot-Wärmekammer) zur Vorbeugung und Nachbehandlung bei Krebserkrankungen. Daneben gibt es Angebote zum Thema Heilfasten, Ernährungshilfen und Einzel- oder Gruppenpsychotherapie.

Europakloster Gut Aich,
Winkl 2
A-5340 St. Gilgen am Wolfgangsee
Tel.: 00 43/62 27/23 18, Fax: 00 43/62 27/23 18-33
www.europakloster.de
E-Mail: europakloster.gutaich@aon.at

Kloster Neustift bei Brixen

Das Bildungshaus im Kloster der Augustiner-Chorherren in Neustift in Südtirol veranstaltet regelmäßig Kurse und Vorträge zum Thema Gesundheit. Die Angebote reichen vom Heilfasten bis zur Kräuterwanderung.

Kloster Neustift
Stiftstraße 1
I-39040 Vahrn
Tel.: 00 39/04 72/83 55 88, Fax: 00 39/04 72/83 81 07
www.kloster-neustift.it
E-Mail: bildungshaus@kloster-neustift.it

Kloster Arenberg

In diesem Jahr eröffnet auch das Dominikanerinnenkloster Arenberg in Koblenz nach vollständigem Umbau seinen Kneipp-Kurbetrieb wieder. Mit einer neuen Anlage und neuem Konzept unter dem Motto: »Erholen, begegnen, heilen«.

Kloster Arenberg
Cherubine-Willimann-Weg 1
56077 Koblenz
Tel.: 02 61/64 01-1, Fax: 02 61/64 01-2 52
www.kloster-arenberg.de
E-Mail: info@kloster-arenberg.de

Benediktinerabtei Münsterschwarzach

Die größte Abtei Frankens bietet unter ihren Exerzitien auch mehrtägige Fastenkurse unter Leitung von Pater Anselm Grün an.

Gästehaus der Abtei Münsterschwarzach
97359 Münsterschwarzach
Tel.: (Montag bis Freitag von 8.30 Uhr bis 11.30 Uhr):
0 93 24/20-2 03, Fax: 0 93 24/2 02 05
www.abtei-muensterschwarzach.de
E-Mail Gästehaus: gh@muensterschwarzach.de

Benediktinerinnen-Abtei Frauenwörth, Chiemsee

Das älteste deutschsprachige Kloster nördlich der Alpen (772 gegründet) ist schon wegen seiner herrlichen Lage auf der Fraueninsel im Chiemsee beliebtes Ziel. Die Nonnen bieten »Kloster auf Zeit«, Exerzitien, Tage der Stille und geistliche Begleitung in Einzelgesprächen an.

Auskunft zu den Kursen: 0 80 54/9 07-0
Ansprechpartnerin für
»Kloster auf Zeit« ist Sr. Clara Jung OSB,
Tel.: 0 80 54/9 07-1 45, Fax: 0 80 54/79 67.
Adresse: Abtei Frauenwörth
83256 Frauenchiemsee
www.frauenwoerth.de
E-Mail: Frauenwoerth@t-online.de

Benediktinerinnenabtei St. Hildegard

Oberhalb des alten Klosters Eibingen liegt heute in wunderschöner Lage die neue, um 1900 erbaute Benediktinerinnenabtei St. Hildegard. Wer hier einige Tage »Kloster auf Zeit« verbringen möchten, sollte sich lange vorher anmelden. Jeder Gast kann seine Zeit individuell gestalten oder sich in den klösterlichen Lebensrhythmus einschwingen. Die Gastschwestern Agatha und Francesca geben gerne Auskunft.

Benediktinerinnenabtei St. Hildegard
Postfach 1320
65378 Rüdesheim am Rhein
Tel.: 0 67 22/4 99-0, Fax: 0 67 22/4 99-1 78
www.abtei-st-hildegard.de
E-Mail: abtei-st.hildegard@t-online.de
gaeste-st.hildegard@t-online.de

Kloster auf Zeit

»Atem holen« – eine Broschüre informiert über eine große Auswahl deutscher Klöster, die Frauen oder Männern eine »Kloster-auf-Zeit-Woche oder ein Wochenende zum Kennenlernen anbieten. Mit Detailangaben über Kurse, Kosten, Zeiten und Ansprechpartner. Gegen Voreinsendung von Briefmarken erhältlich bei:

Vereinigung Deutscher Ordensobern
Am Knöcklein 13
96049 Bamberg
Oder: Vereinigung der Ordensoberinnen Deutschlands
Postfach 1318
56503 Neuwied

Bibliografie

Klosterführer

Romanò, Cesare: *Abteien und Klöster in Europa*, Pattloch Verlag 1997

In diesem ausführlichen, illustrierten Führer finden Sie zahlreiche weitere Angebote für Kloster-auf-Zeit-Aufenthalte in 14 europäischen Ländern. Aufgeführt sind 480 Zentren der Benediktiner, Trappisten und Zisterzienser. Der Autor beschreibt die Lebensweise in den einzelnen Klöstern, liefert Adressen und Anreisetipps und informiert über Geschichte, Kunst und Kultur.

Kloos, Basina (Hrsg.): *Frauen-Klosterführer*, Don Bosco Verlag 2001

Die Franziskanerin Basina Kloos stellt in ihrem Führer mehr als 150 Frauenklöster vor, die sich auf Gäste freuen. Dazu gibt sie auch eine kurze kunsthistorische Beschreibung der jeweiligen Klöster und Informationen zum Ordensleben von Frauen.

Weiterführende Literatur

Beuys, Barbara: *Denn ich bin krank vor Liebe: das Leben der Hildegard von Bingen*, Hanser Verlag 2002
In ihrer fundierten, spannend und anschaulich geschriebenen Romanbiografie rekonstruiert die Autorin das Leben der Heiligen. Dabei liefert sie wertvolle Hintergrundinformationen über die Zeit des Mittelalters.

Bilgri, Pater Anselm/Adam, Birgit: *Das Kloster Andechs Kräuterbuch*, Sankt Ulrich Verlag 2000
Informationen über die praktische und spirituelle Bedeutung der Heilkräuter, ihre Wirkung und Tipps für den eigenen Anbau. Als besonderes Schmankerl liefern der Prior des

Hinweis

Die Klöster bieten in der Regel jeweils eigene, sehr informative, ausführliche und optisch gut gestaltete Homepages. Hinweise zu den einzelnen Benediktinerklöstern finden Sie unter der Sammeladresse www.benediktiner.de
Zahlreiche Informationen, auch zum Thema Gesundheit, Veranstaltungstipps und Adressen zu 19 Stiften und Klöstern in Österreich bietet ein Netzwerk unter der Homepage www.klösterreich.at
E-Mail: info@kloesterreich.at
Oder unter der:
Klösterreich-Geschäftsstelle
A-3491 Straß
Prof. Kaserer Weg 333
Tel.: 00 43/27 35-55 35-0
Fax: 00 43/27 35-55 35 14

Andechser Klosters Pater Anselm Bilgri und Sachbuchautorin Birgit Adam schmackhafte Kochrezepte mit Kräutern.

Grün, Anselm/Dufner, Meinrad: *Gesundheit als geistliche Aufgabe*, Vier-Türme-Verlag Münsterschwarzach 1999
In ihrem Kleinschriften-Band plädieren die beiden Benediktiner aus Münsterschwarzach im Sinne ihres Mönchvaters Benedikt für einen gesunden Lebensstil, der Körper und Geist verbindet. Die Autoren setzen sich in ihren spirituellen und psychologischen Überlegungen auch mit der Bedeutung von Krankheit auseinander.

Lützner, Hellmut: *Wie neugeboren durch Fasten*, Gräfe und Unzer Verlag 2002
In seinem Ratgeber gibt der Fastenexperte und Internist eine detaillierte Anleitung für Gesunde zum selbstständigen einwöchigen Fasten. Lützner schildert den Ablauf der Fastenwoche mit Anleitung und Tagesplänen bis hin zum Kostaufbau und erklärt das Heilfasten. Hilfreich sind die Adressen von Fastenärzten und Beratungsstellen.

Müller, Bernhard: *Das Fasten der Mönche*, Heyne Verlag 2003
Ein spannendes und praktisches Buch aus der »Bibliothek der Mönche«. Es gibt wie kein anderes Werk nicht nur konkrete Anleitungen zur Gestaltung einer persönlichen Fastenwoche, sondern auch einen immer wieder überraschenden Einblick in die spirituelle Dimension dieser traditionellen Übung. Mit vielen Tipps und Hinweisen auf Klöster, in denen Fastenkurse angeboten werden.

Mayer, Dr. Johannes Gottfried / Uehleke, Dr. med. Bernhard / Pater Kilian Saum OSB: *Handbuch der Klosterheilkunde*, Zabert Sandmann Verlag 2002
In ihrem wissenschaftlich fundierten, optisch ansprechend aufgemachten Buch bietet das interdisziplinäre Autorenteam ein wertvolles umfangreiches Nachschlagewerk. Es beschreibt Ursachen und Symptome der häufigsten Krankheiten und liefert mehr als 100 Pflanzenporträts der wichtigsten Heilpflanzen mit neuesten wissenschaftlichen Erkenntnissen.

Pausch, Johannes / Böhm, Gert: *Was der Seele gut tut. Im richtigen Rhythmus leben*, Herder Verlag 2002
Wie wichtig Rhythmus und Rituale für ein gesundes, erfülltes Leben sind, machen der Benediktinerpater Johannes Pausch vom österreichischen Europakloster Gut Aich und der ehemalige Profifußballer und Zeitungsmanager Gert Böhm klar. Das 160 Seiten starke spirituelle Taschenbuch gibt viele wertvolle Anregungen und handfeste Tipps.

Schipperges, Heinrich: *Hildegard von Bingen*, C. H. Beck Wissen 2002
Der Medizinhistoriker und Hildegard-Experte zeichnet in komprimierter, knapper Form nicht nur ein Bild vom Leben und Werk der Heiligen, er führt in dem anspruchsvollen Taschenbuch auch in die Natur- und Heilkunde und das Menschenbild Hildegards ein.

Seewald, Peter: *Die Schule der Mönche*, Herder Verlag 2002
Wer mehr über die Mönche, ihre Lebenskunst und -einstellung erfahren möchte, liegt mit diesem Buch richtig.

Peter Seewald schildert seine persönlichen Erlebnisse und Gedanken während eines Aufenthalts bei den Benediktinermönchen in Montecassino auf anschauliche und charmante Art.

Weidinger, Josef: *Tipps von Kräuterpfarrer Weidinger*, Verlag Freunde der Heilkräuter
Seine Kräutertipps im Rundfunk sind in Österreich fast legendär. Erfrischend fröhlich, praxisnah und doch fundiert, beschreibt Pfarrer Josef Weidinger in seinem Büchlein die Wirkung der Heilkräuter, gibt unzählige Teerezepte für alle möglichen Leiden und Tipps zum eigenen Anbau.

»Gutes aus Klöstern«
Informationen, Anfragen, Kataloganforderung:
www.manufactum.de

Kleines Abc der Mönche: Begriffe aus dem Ordensleben

Abt/Äbtissin Von aram./griech. »abbas«, Vater. Abt (Männerklöster) oder Äbtissin (Frauenklöster) sind die Vorsteher eines selbstständigen Benediktinerklosters (Abtei) und werden in der Regel auf Lebenszeit gewählt

Abtei Selbstständiges Kloster von Mönchen und Nonnen, die nach der Regel Benedikts leben

Apostolat Missionarische Aufgabe zur Weitergabe des Glaubens durch das Zeugnis christlichen Lebens und durch Seelsorgearbeit

Armut Eines der drei klassischen Ordensgelübde (»Evangelische Räte«) – neben Ehelosigkeit und Gehorsam

Askese Einübung ins geistliche Leben

Brevier Texte des Stundengebets (Stundenbuch), v. a. für das private Gebet zusammengestellt

Cellerar Der Verwalter der gesamten Klosterwirtschaft

Chor, Chorgebet Kirchenraum (meist in der Apsis), in dem das Chorgebet verrichtet wird

Einsiedelei Lebensort eines Eremiten

Eremit Einsiedler. Das Eremitentum (Leben in der Einsamkeit) galt in der Frühzeit der Mönche als die monastische Lebensweise schlechthin

Exerzitien Geistliches Programm über verschiedene Tage hinweg unter Anleitung. Es soll zu einer neuen Begegnung mit Christus und in die eigene Mitte führen

Gelübde Versprechen. Die klassischen Ordensgelübde sind Armut, Keuschheit, Gehorsam

Gregorianischer Choral Einstimmige Gesänge beim Gottesdienst mit eigenen Tonarten. Sie wurden im Zusammenhang mit der Liturgiereform von Papst Gregor dem Großen eingeführt

Guardian Oberer in einer franziskanischen Gemeinschaft

Habit Ordensgewand (Kutte)

Hore Von lat. »hora«, Stunde. Stundengebete zu einer bestimmten Tageszeit: Vigil (am Vorabend), Matutin (am Morgen), Laudes (Morgenlob), Terz, Sext und Non (um neun, zwölf und 15 Uhr; Sext und Non werden gelegentlich zum Mittagsgebet zusammengefasst), Vesper (Abendlob), Komplet (Gebet zur Nachtruhe)

Kapitel 1. Abschnitt aus der Ordensregel; 2. Versammlung der Klostergemeinschaft im Kapitelsaal

Katechese Unterweisung im Glauben

Klausur Abgeschlossener Bereich eines Klosters, für Außenstehende allgemein nicht zugänglich

Kloster Von lat. »claustrum«, abgeleitet von »claudere«, schließen, abschließen. Gängigste Bezeichnung für Ordenshäuser

Kommunität, Konvent Hausgemeinschaft von Ordenschristen

Kreuzgang Offener oder geschlossener viereckiger Gang um einen Garten innerhalb des Klosters. Der Name bezieht sich nicht auf die Form des Ganges, sondern auf das Kreuz, das hier bei Prozessionen vorangetragen wird

Kontemplation Christliche Betrachtung und Besinnung; Konzentration auf Leben und Botschaft Christi. Kontemplativ orientiert sind Orden, die ihre Hauptaufgabe in Meditation oder schweigender Betrachtung sehen

Laudes Gemeinsames Morgenlob, Stundengebet

Lectio divina Geistliche Lesung

Liturgie Feier der Eucharistie und des Chorgebets nach dem liturgischen Kirchenjahr

Meditation Geistliche Übung, mit deren Hilfe man den Weg zur Mitte finden soll, geleitet von einem Wort, Text oder Bild

Monastisch Lebensform und Kultur der Mönche. In den romanischen Sprachen leitet sich das Wort für Kloster vom selben Wortstamm her (ital. »monastero«; span. »monasterio«; franz. »monastère«)

Mönch Von griech. »monachos«, Einsiedler

Nonne Von lat. »nonna«. Weibliches Mitglied einer monastischen Gemeinschaft

Kleines Abc der Mönche

Noviziat Probezeit der Ordensleute (Novizen)

Oblaten Laien, die sich einer bestimmten Ordensgemeinschaft zugehörig fühlen und in ihrem Alltag nach deren Regeln leben

Orden Religiöse Glaubensgemeinschaft

Pater Von lat. »pater«, Vater. Mönch mit feierlicher Profess

Postulat Zeit der Bewerbung um das Ordensleben, bis zu sechs Monaten

Prior/Priorin Vertreter des Abtes bzw. der Äbtissin

Profess Das Ablegen der Gelübde auf Zeit oder auf Lebenszeit (ewige Profess)

Provinzial Leiter einer Ordensprovinz

Refektorium Speisesaal eines Klosters

Regel Ordnung einer Gemeinschaft. Sie wird durch die Konstitution den Zeitumständen angepasst

Rekreation Erholungszeit

Säkularisation Um 1802/03 erfolgte Enteignung kirchlichen Eigentums, der in Europa Tausende von Klöstern zum Opfer fielen

Stundengebet Gebet der Kirche, zu dem alle Ordensleute und Kleriker verpflichtet sind. Es teilt den Tag auf in Gebetszeiten (siehe auch Hore)

Vesper Abendgottesdienst

Bildnachweis

Akg, Berlin: S. 65, 169
Dr. Winfried Bahnmüller, Geretsried: S. 88
Staatliche Bibliothek Bamberg: S. 38
Hieronymus Bock, Kreuterbuch 1572, Kloster Plankstetten:
    S. 6, 90, 98, 101, 103, 109, 114
Robert Boecker, Bergheim: S. 41
Lucia Glahn, Gräfelfing: S. 12, 16, 22
Andrea Göppel, Bobingen: S. 132, 155
Hans-Günther Kaufmann, Miesbach: S. 50, 53, 58, 72, 76,
    84, 127, 136, 140, 143, 144, 152, 172, 179, 184, 192, 199, 206
Lois Lammerhuber, Baden/Österreich: S. 8, 26, 35, 81, 120,
    122, 148, 158
Bernhard Müller, Kisslegg: S. 31
Hans Siwik, Rabenau: S. 44, 67, 164

In gleicher Ausstattung erschienen:

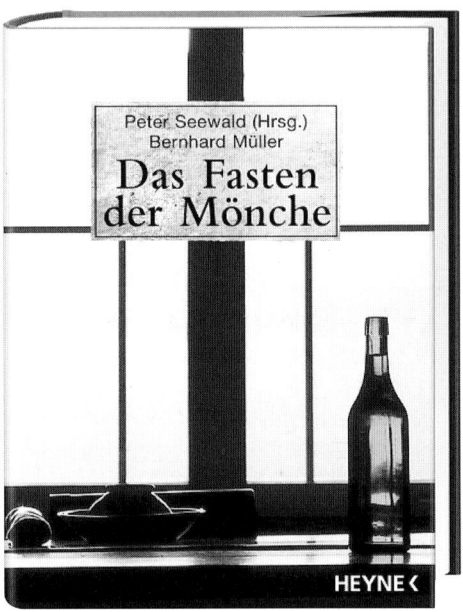

224 Seiten, 45 s/w-Abbildungen · ISBN 3-453-86929-X

Die Mönche schreiben dem Fasten von jeher nicht nur eine reinigende Wirkung zu, sondern auch die Erfahrung von Entspannung, Besinnung und Glück. Das Buch gibt in sieben Lektionen eine praktische Anleitung und führt in die vielfältigen Methoden des Fastens ein.

HEYNE ‹

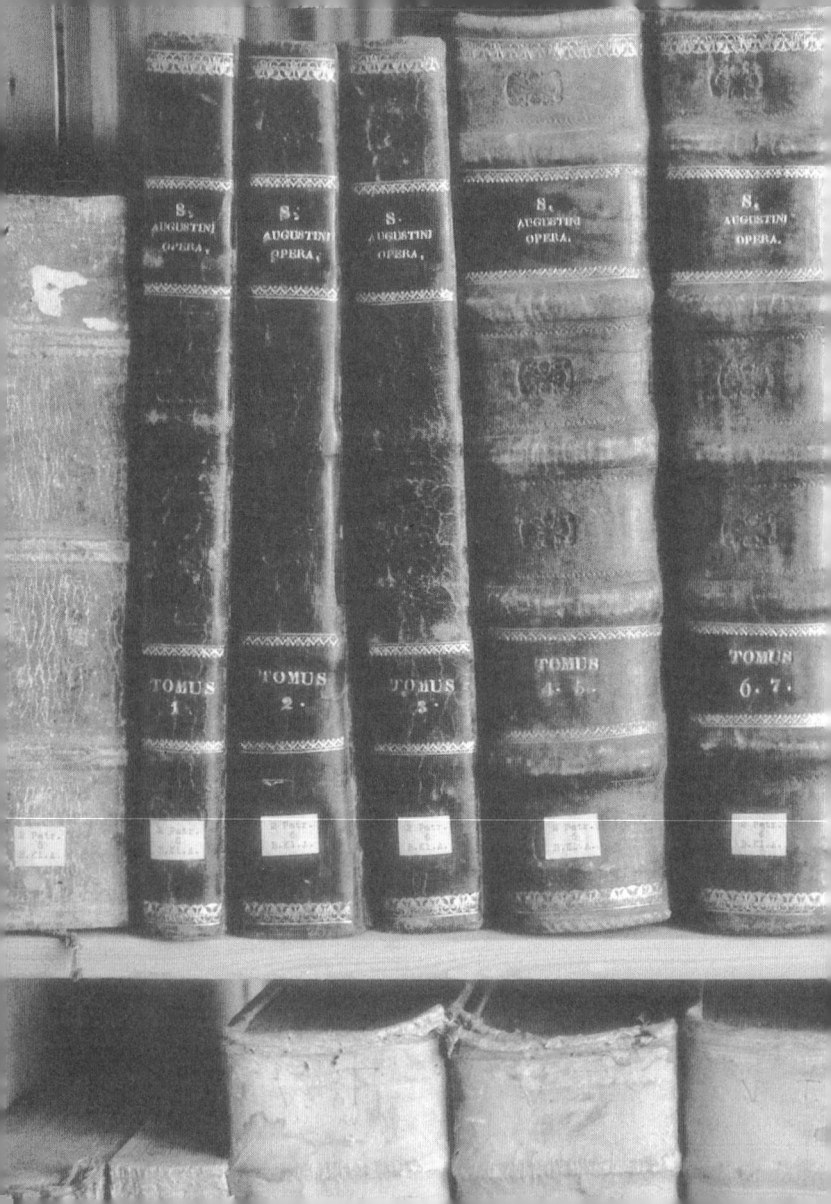